中华医学会精神医学分会组织编著

中国物质使用障碍防治指南

主　　编　胡　建　陆　林

编　　委（以姓氏笔画为序）

王学义　牛雅娟　朱　刚　刘铁桥
孙洪强　李　冰　李　静　时　杰
张克让　张瑞岭　陆　林　赵　敏
胡　建　夏　炎　谢世平

学术秘书　夏　炎　孙洪强

图书在版编目（CIP）数据

中国物质使用障碍防治指南 / 胡建主编. —北京 ：中华医学电子音像出版社，2015. 8

ISBN 978-7-83005-043-6

Ⅰ. ①中… Ⅱ. ①胡… Ⅲ. ①精神障碍-防治-指南 Ⅳ. ①R749-62

中国版本图书馆 CIP 数据核字（2015）第 185214 号

网址：www.cma-cmc.com.cn（出版物查询、网上书店）

中国物质使用障碍防治指南

主　　编：胡　建　陆　林
策划编辑：冯晓冬　史仲静
责任编辑：史仲静　裴　燕
文字编辑：王惠群
校　　对：刘　丹
责任印刷：谷莲云
出 版 人：史　红
出版发行：中華醫學電子音像出版社
通信地址：北京市东城区东四西大街 42 号中华医学会 121 室
邮　　编：100710
E-mail：cma-cmc@cma.org.cn
购书热线：010-85158550
经　　销：新华书店
印　　刷：北京京华虎彩印刷有限公司
开　　本：850mm×1168mm　1/32
印　　张：7. 8125
字　　数：178 千字
版　　次：2015 年 8 月第 1 版　　2015 年 8 月第 1 次印刷
定　　价：50. 00 元

编　　委：（以编写章节为序）

胡　建（哈尔滨医科大学附属第一医院）
陆　林（北京大学第六医院）
王学义（河北医科大学第一医院）
张克让（山西医科大学附属第一医院）
李　冰（北京大学第六医院）
张瑞岭（新乡医学院第二附属医院）
时　杰（北京大学中国药物依赖性研究所）
孙洪强（北京大学第六医院）
刘铁桥（中南大学湘雅二医院）
李　静（四川大学华西医院）
谢世平（南京医科大学附属脑科医院）
赵　敏（上海交通大学医学院附属精神卫生中心）
朱　刚（中国医科大学附属第一医院）
牛雅娟（北京回龙观医院）
夏　炎（哈尔滨医科大学附属第一医院）

内容提要

本书编者均为中华医学会精神病学分会物质依赖医学学组委员，是从事物质使用障碍研究的一线临床和科研骨干人员。全书共分为 10 章，涵盖最常见的精神活性物质门类，重点阐述了物质使用障碍的诊断、治疗、预防及发病机制。旨在为广大临床医生和科研人员提供系统、全面、专业、规范、权威、有效的治疗策略，使各类物质使用障碍的治疗有据可依、有证可循。既是精神科医师、全科医师、戒毒康复工作者等专业人员的工具书，也是对物质使用障碍感兴趣的研究生们的专业用书，符合学科发展和从业人员的需要。

前　言

人类使用精神活性物质（以下简称为物质）的历史源远流长，从最初的“神秘快乐”到现在的“洪水猛兽”，物质依赖逐渐揭开了它的面纱，露出狰狞的面孔。到如今人们谈“毒”色变，物质使用障碍已经成为时刻威胁人类生命健康和安全的重大公共卫生问题和世界性难题。据《2014 年中国禁毒报告》统计，截至 2013 年底，中国累计登记吸毒人员共达 247.5 万名，同比上升 18%。全国滥用海洛因人员 132.6 万名，同比上升 6.6%，占吸毒人员总数的 53.6%。冰毒滥用人数增长迅猛，滥用冰毒（含片剂）人员 84.7 万名，同比上升 42.1%，占吸毒人员总数的 34.2%。滥用毒品引发的治安刑事案件逐渐增多，“毒驾”导致肇事肇祸频发，严重危害公共交通安全。而合法的成瘾物质（酒精和烟草）对人类身体健康造成的威胁也是触目惊心的。来自 WHO 的统计数据显示，全球饮酒者超过 20 亿，吸烟者超过 13 亿。从《柳叶刀》杂志公布的全球疾病总负担排行结果来看：1990—2010 年的 20 年间，在所有疾病风险因素中，饮酒已由原先的第 6 位快速上升至第 3 位，仅次于高血压和吸烟，每年因饮酒造成 490 万人死亡，占全球总体残疾调整生命年的 5.5%。全世界 15~49 岁人群中，饮酒在疾病总负担中高居第 1 位。

物质使用障碍的治疗作为困扰医学界的难题受到世界各国

的重视，美国、英国等发达国家早在多年前就已制定物质使用障碍治疗指南，我国虽然已有《中国临床戒烟指南》等针对个别物质使用障碍的治疗指南，但仍缺乏为各类物质使用障碍诊疗提供指导的百科全书式的标准化指南。2013年，中华医学会精神医学分会成立了9个医学学组，从那时起，我们就萌生了编写一本适用于中国的物质使用障碍治疗指南的想法。这个想法得到了中华医学会精神医学分会和物质依赖医学学组委员们的大力支持，并由中华医学会精神医学分会常委会讨论通过。

本书旨在为广大临床医生和科研人员提供系统、全面、专业、规范、权威、有效的治疗策略，使各类物质使用障碍的治疗有据可依、有证可循。本书编者均为中华医学会精神医学分会物质依赖医学学组委员，是从事物质使用障碍研究的一线临床和科研骨干人员。本书共分为10章，涵盖最常见的精神活性物质门类，重点着墨于物质使用障碍的诊断、治疗和预防，并简单介绍发病机制。全文力求通俗易懂，深入浅出，简洁明了，既是精神科医师、全科医师、戒毒康复工作者等专业人员的工具书，也是对物质使用障碍感兴趣的研究生们的专业用书，符合学科发展和从业人员的需要。

“概述”由主编胡建、陆林教授共同撰写；“酒精相关障碍”由王学义、张克让、李冰、张瑞岭教授共同撰写；“苯丙胺类物质相关障碍”由时杰教授撰写；“可卡因相关障碍”由孙洪强教授撰写；“氯胺酮相关障碍”由刘铁桥教授撰写；“阿片类物质相关障碍”由李静、谢世平教授共同撰写；“大麻相关障碍”由赵敏教授撰写；“烟草相关障碍”由朱刚教授撰写；“镇静催眠药相关障碍”由牛雅娟教授撰写；“其他成瘾问题”由夏炎、牛雅娟教授共同撰写。

本书在编写过程中得到了中华医学会精神医学分会主任委员于欣教授和张晓梅秘书的大力支持；各位常务委员提出了宝贵的意见和建议；陆林、王学义、孙洪强、夏炎和胡建等教授起草了编写大纲；编委们付出了大量辛勤的劳动和汗水；学术秘书夏炎、孙洪强协助主编做了大量的联系、编辑和校对等事务性工作。在此一并表示由衷的感谢。由于编写时间较紧，我们虽殚精竭虑，难免“挂一漏万”，欢迎读者批评指正。

胡　建　陆　林

2015．6

全国继续医学教育委员会文件

全继委办发 [2006]06 号

关于推荐学习
《国家级继续医学教育项目教材》的通知

各省、自治区、直辖市继续医学教育委员会：

为适应我国卫生事业发展和“十一五”期间继续医学教育工作需要，开展内容丰富、形式多样、高质量的继续医学教育活动，全国继续医学教育委员会同意中华医学会编写《国家级继续医学教育项目教材》。《国家级继续医学教育项目教材》是从每年的国家级继续医学教育项目中遴选，经近千名医学专家重新组织编写而成。《国家级继续医学教育项目教材》按学科编辑成册，共32分册，于2006年4月陆续与读者见面。

《国家级继续医学教育项目教材》主要是提供通过自学进行医学知识更新的系列学习教材，该教材包括文字教材和光盘，主要反映本年度医学各学科最新学术成果和研究进展。教材侧重最新研究成果，对医疗、教学和科研具有较强的指导性和参考性。它的出版为广大卫生技术人员特别是边远地区的卫生技术人员提供了共享医学科技进展的平台。

请各省、区、市继续医学教育委员会根据实际情况协助做好教材的宣传、组织征订和相关培训工作。

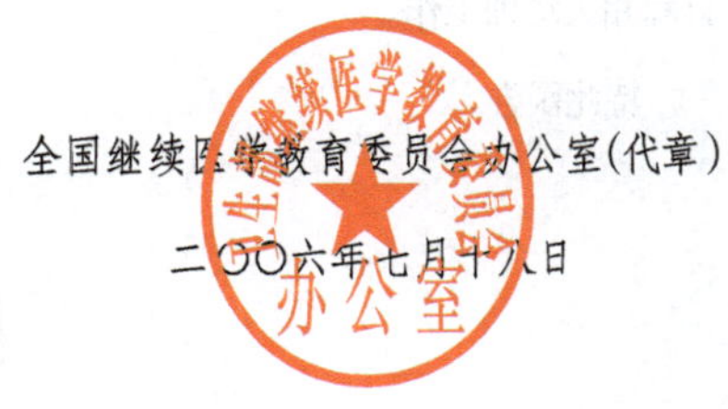

全国继续医学教育委员会办公室(代章)

二〇〇六年七月十八日

抄送：各省、自治区、直辖市卫生厅局科教处，新疆生产建设兵团卫生局科教处

中华医学会函(笺)

医会音像函[2006]80号

中华医学会关于转发全国继续医学教育委员会"关于推荐学习《国家级继续医学教育项目教材》的通知"的函

:

现将卫生部全国继续医学教育委员会办公室"关于推荐学习《国家级继续医学教育项目教材》的通知"转发给你们。

《国家级继续医学教育项目教材》系中华医学会接受全国继续医学教育委员会委托,与全国继续医学教育委员会联合编辑出版,是由各学科知名专家在国家级继续医学教育项目基础上按学科系统重新编撰的,反映医学各学科最新学术成果和研究进展的,集权威性、先进性、实用性为一体的继续医学教育教材,对医疗、教学和科研具有较强的指导性和参考价值。该出版物已被新闻出版总署列入"十一五"国家重点出版物出版规划(新出音[2006]817号)。

请各地方医学会和各专科分会根据实际情况协助做好教材的组织征订和相关培训工作。

特此函告。

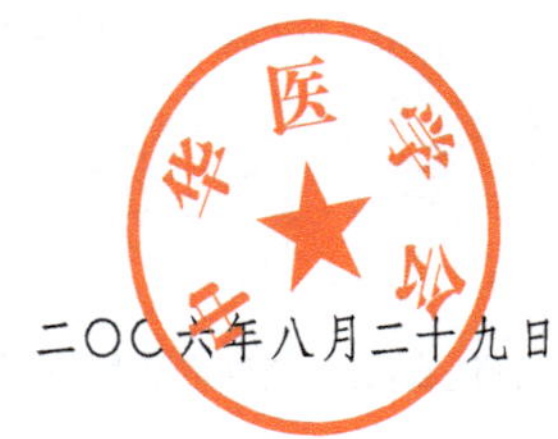

二〇〇六年八月二十九日

出版说明

医疗卫生事业发展是提高人民健康水平的必然要求，医药卫生人才建设是推进医疗卫生事业改革发展、维护人民健康的重要保障。国家卫生和计划生育委员会《医药卫生中长期人才发展规划（2011—2020年）》要求全国卫生技术人员继续医学教育覆盖率达到80%，因此，继续医学教育作为全国医药卫生人员毕业后业务再提高的重要方式任重道远。

《国家级继续医学教育项目教材》（以下简称《教材》）在2005年经国家卫生和计划生育委员会科教司、全国继续医学教育委员会批准，由全国继续医学教育委员会和中华医学会共同组织编写。该《教材》具有以下特点：一是权威性，由全国众多在本学科领域内知名的院士和专家撰写；二是具有很强的时效性，反映了经过实践验证的最新研究成果；三是强调实用性、指导性和可操作性，能够直接应用于临床；四是全面、系统，以综述为主，能代表相关学科的学术共识，而非某些专家的个人观点；五是运用现代传媒出版技术，图文声像并茂。

“十一五”期间，《教材》在最短的时间内启动了策划、编辑制作、学术推广等工作，自2006年以来已出版60余分册，涉及近40个学科，总发行量80余万册。综观《教材》，每一册都是众多知名专家智慧的结晶，其科学、实用的内容得到了广大医务工作者的欢迎和肯定，被全国继续医学教育委员会和中华医学会共同列为国家继续医学教育惟一推荐教材，同时被国家新闻出版广电总局列为“十一五”“十二五”国家重点出版物。本套教材的编辑出版得到了国家卫生和计划生育委员会科教司、全国继续医学教育委员会和中华医学会各级领导以及众多专家的支持和关爱，在此一并表示感谢！

限于编写时间紧迫、经验不足，本套系列教材会有很多不足之处，真诚希望广大读者谅解并提出宝贵意见，我们将在再版时加以改正。

《国家级继续医学教育项目教材》编委会

目　录

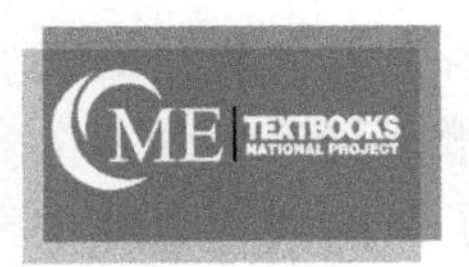

概述

第 1 章

一、物质使用障碍的概论

（一）物质使用障碍历史

人类对物质的使用最早可追溯到新石器时代，当时的人们在小亚细亚及地中海东部山区发现了野生罂粟（阿片），青铜时代后期（约公元前 1500 年）传入埃及，公元初传入印度，6、7 世纪传入中国。从很早时候开始，人们就把罂粟视为一种治疗疾病的药品而有意识地进行少量的种植与生产。人们不仅种植、吸食罂粟，而且从仙人掌、天仙子、柳木、大麻、蘑菇中提取汁液，作为麻醉剂或宗教祭祀用品，被奉为“快乐植物”。作为阿片主要有效成分的吗啡，被提炼初期广泛用于治疗各种疾病，其滥用兴起于 19 世纪中期，注射器的发明促进了吗啡成瘾的流行。19 世纪末，海洛因被合成并作为一种新型镇痛药大规模生产，最初认为它不具有成瘾性，可以用来治疗阿片和吗啡成瘾，结果其更加强烈的成瘾性引起了医学界和社会的注意，因而被禁止生产和作为医疗用药。自此，人们开始认识到人体对麻醉剂、镇痛药品也会产生依赖性。

中国药物滥用的历史可以追溯至几千年前酿酒技术的发明，而烟草的使用从 16 世纪延续至今，吸烟人数逐年增加。自清朝中期开始，人们就饱受阿片的毒害，中国曾因为吸食阿片的人太多，而被称为“东亚病夫”，且因为阿片泛滥而导致大量黄金白银外流，国力由盛转弱，并因为阿片爆发了 2 次战争，使中国成为半殖民地、半封建社会。前车之鉴，刻骨铭心。

（二）物质使用障碍的基本概念

1. 物质 物质又称精神活性物质或成瘾物质、药物，指能影响人类的情绪、行为，改变人的意识状态，并导致依赖作用的一类化学物质。人类使用这些物质来取得或保持某种特殊的心理、生理状态。

2. 物质依赖 物质依赖也称药瘾，是指对物质强烈的渴求，并反复应用，以取得快感或避免断药后产生痛苦为特点的一种精神和躯体性病理状态。

物质依赖分精神依赖和躯体依赖。精神依赖也称心理依赖，是指患者对物质的渴求，以期获得服用后的特殊快感，它驱使使用者为追求快感而反复用药，表现出“渴求状态”。躯体依赖是指反复服用物质使中枢神经系统发生某些生理、生化变化，以致需要物质持续存在于体内，以免发生特殊的称之为戒断综合征的现象，表现为耐受性增加和戒断症状。

3. 滥用 滥用是一种适应不良方式，指由于反复使用物质导致明显的不良后果，如损害躯体健康，无法完成重要的工作，甚至导致法律问题等。滥用强调的是不良后果，而没有明显的耐受性增加或戒断症状的产生。

4. 耐受性 耐受性是指重复使用某种物质，其效应逐渐减低，如欲得到与用药初期相同的效应，必须加大剂量。交叉耐受性是指对某种物质产生了耐受性，往往对同类药理作用的物质也产生耐受性。

5. 戒断 戒断指停止使用物质，或减少使用剂量，或使用拮抗剂占据受体后所出现的特殊心理生理症状和体征。

6. 中毒 此处主要指急性中毒，是指使用酒精或其他物质后的短暂状况，导致意识水平、认知、知觉、情感或行为、其他心理生理功能和反应的紊乱。急性中毒往往与剂量密切相关，但在患者伴有某种潜在躯体疾病时（如肾或肝功能不全），少量的物质即可产生与剂量不相称的严重中毒反应。急性中毒是一种短暂现象，中毒的程度随时间的推移而减轻，如果不继续使用物质，中毒效应最终将消失。

7. 强化 物质的强化作用包括正性强化和负性强化。正性强化作用指增加正性情绪，使用物质后的快感和社会性强化作用；负性强化作用指对抗负性情绪的作用，特别是在依赖形成后，由于戒断症状导致使用者无法自拔，必须反复使用物质才能解除戒断症状，是最强烈的负性强化。

8. 强制性觅药行为 强制性觅药行为是指使用者冲动性使用物质，不顾一切后果，是自我失去控制的表现，不一定是人们认为的意志薄弱、道德败坏的问题。

9. 复发 复发是指物质依赖者在脱毒治疗结束后，保持了一段时间的戒断状态，之后因各种原因恢复使用治疗前滥用的物质，并再次发展成依赖的过程。

10. 稽延性戒断症状 稽延性戒断症状又称迁延性戒断症状，是指急性戒断综合征后持续存在的一组综合征，包括躯体症状、焦虑情绪、心理渴求、睡眠障碍等 4 个主要方面的症状。目前研究认为这是导致复吸的主要因素之一。

（三）物质的分类

主要根据物质的药理特性将之分为以下种类。

1. 中枢神经系统抑制剂 能抑制中枢神经系统，如巴比妥类、苯二氮䓬类、酒精等。

2. 中枢神经系统兴奋剂 能兴奋中枢神经系统，如苯丙胺、可卡因、咖啡因等。

3. 大麻 大麻是世界上最古老的致幻剂，主要成分为Δ^9四氢大麻酚。适量吸入或食用可使人欣快，增加剂量可使人进入梦幻。

4. 致幻剂 能改变意识状态或感知觉，如麦角酸二乙酰胺、苯环利定、仙人掌毒素。

5. 阿片类 包括天然、人工合成或半合成的阿片类物质，如阿片、海洛因、美沙酮、吗啡、二氢埃托啡、哌替啶等。

6. 吸入剂 如丙酮、乙醚等。

7. 烟草 尼古丁是引起成瘾的物质。

（胡 建）

二、流行病学

（一）物质使用障碍的趋势

人类已经进入高度文明社会，但是物质滥用问题却愈演愈烈，成为全球性公害。来自WHO的统计数据显示，全球饮酒者超过20亿，吸烟者多达13亿，2012年全世界共有330万人因饮酒死亡，平均每10秒就有1人死于饮酒问题。而从《柳叶刀》杂志公布的全球疾病总负担排行结果来看：1990—2010年的20年间，在所有疾病风险因素中，饮酒已由原先的第6位快速攀升至第3位，仅次于高血压和吸烟，每年因饮酒造成490万人死亡，占全球总体残疾调整生命年的5.5%。联合国毒品和犯罪问题办公室发布的《2014年世界毒品报告》显示，全世界滥用毒品的人数为2.4亿，约有5%的人在过去1年中至少使用过1次某种毒品；吸毒人群相对稳定，其中常规吸毒者和吸毒致病、致瘾者的人数为1600万~3900万人；2012年全球的毒品相关死亡人数估计超过18万，相当于每100万15~64岁的人口中有40人因毒品死亡。阿片、吗啡、海洛因等阿片和类阿片物质是世界上引起疾病负担最重、毒品相关死亡最多的毒品。而新型合成药物正在经历一场前所未有的全球扩张，品种不断增加，从 2009 年的 166 种飙升到 2013 年底的 348 种，在年轻人中间越来越流行。

各个国家、民族的文化特征、社会风俗、信念和态度等都可在一定程度上影响饮酒习惯和饮酒方式，成为该国独特的“酒文化”。如法国人嗜酒出名，他们善饮葡萄酒，认为饮酒对健康有利；而意大利人虽也饮用葡萄酒，但对终日大量饮酒的人非常鄙视，因而意大利的酒精中毒发生率明显低于法国。俄罗斯地跨亚欧大陆的北端，气候寒冷，饮酒成为俄罗斯人避寒取暖的方法之一。而在我国对酒精中毒的调查显示，有些少数民族，如云南傣族、吉林延边朝鲜族、黑龙江鄂伦春族人均善豪饮，在这些地区均推崇“酒文化”，其酒精依赖的发生率明显高于其他地区。

（二）物质使用障碍的监测

中国自 1992 年建立药物滥用监测系统，已形成覆盖全国 31 个省、自治区、直辖市的药物滥用监测网络，主要监测对象为强制隔离戒毒机构、自愿戒毒机构、社区药物维持治疗机构、拘留所等禁毒执法机构收治/收戒的药物滥用者。在此基础上，每年由国家食品药品监督管理总局、国家禁毒委员会办公室联合发表《国家药物滥用监测年度报告》，对物质滥用的监测和预防工作起到积极意义。但是还缺乏对酒精和烟草使用障碍的全国性监测措施和工作。

（三）物质使用障碍的预防和控制

根据中国的物质滥用形势，对于物质使用障碍，应主要采用三级预防措施来减少饮酒、吸烟、吸毒者的数量。一级预防是针对普通人群的预防。利用多种媒体，如电视、广播、报刊杂志、网络、标语口号等宣传精神活性物质对人类的危害，提高广大民众对物质的警觉性。二级预防是针对易感人群的预防。这种预防活动必须深入易感人群，根据不同人群的实际需要制订相应的预防措施。这种预防的目的在于促进健康的生活方式，让预防对象能参与到预防活动中来。通过知识的提高、态度的转变和社会技能训练来改变参与者的行为，达到预防目的。三级预防是指为成瘾者提供戒毒、戒酒，康复、重返社会等一系列服务，来减少物质滥用和依赖的人数。一、二、三级预防共同构成疾病预防的控制网络，三者缺一不可。

酒精和物质滥用不仅是医学问题，还是社会问题，不能仅依靠医生的努力，还需要国家、政府高度重视，职能部门的配合与协调，才能够有效控制物质滥用的发生。目前，我国已从减少毒品非法供应、需求和危害等几方面开展综合控制工作。减少毒品非法供应主要是禁止毒品在我国境内的非法种植和生产，严厉打击毒品贩卖；国家通过大众宣传和预防教育活动使公众对毒品有正确的认识，从而拒绝吸毒；对吸毒者采取积极的戒毒治疗措施，戒毒医院和精神病院的戒毒科室在对长期吸毒者进行治疗方面产生了不可忽视的作用，他们对吸毒者进行治疗和康复，消除或减轻药物带来的危害，帮助吸毒者摆脱滥用药物的生活模式，恢复正常的心理、生理和社会功能，重归社会。

（胡　建）

三、发病机制

物质依赖的起因错综复杂，通常由神经生物学、遗传学、心理学和社会学等因素共同作用导致，这些因素决定了个体在尝试过具有成瘾性的药物之后是否会无法克制地继续使用，变得依赖或成瘾。成瘾药物的初次使用往往是由于社会压力、不良情绪、好奇等等，或者是为了止痛或治疗某种疾病，而使用后产生的强烈的欣快感可能会导致人们再次甚至长期地使用成瘾药物。成瘾药物的长期使用会导致脑结构和功能的异常，虽然这些异常中的大部分会在停止药物使用的数天或数周内消失，但有些异常覆盖范围广，持续时间长，难以被消除，从而导致个体在戒断数月甚至数年之后还会发生复吸。同时，物质依赖是一个具有家族聚集性的遗传性疾病，在使用药物之前，遗传因素导致的脑通路的异常在一些个体中就已经存在，因此，这些个体具有更高的物质依赖患病风险。此外，抑郁症、焦虑症、双相情感障碍等精神疾病也可能导致物质依赖。长期以来，人们做了大量的研究，试图从不同的角度揭示物质依赖的发病机制。

（一）神经生物学

物质依赖的神经生物学研究目前已经发展到细胞分子水平，不同的成瘾药物可以作用于不同的神经递质系统，从而产生不同的精神作用。成瘾药物可激活脑奖赏系统，这个系统包括中脑腹侧被盖区（ventral tegmental area，VTA）、伏隔核（nucleus accumbens，NAc）、下丘脑、杏仁核、腹侧苍白球等，外延还涉及前额叶皮质（prefrontal cortex，PFC）、海马等与情绪、学习和记忆相关的中枢结构。脑内奖赏系统的主要结构——中脑边缘多巴胺系统（mesolimbic dopamine system，MLDS，包括 NAc、杏仁核、海马）——是成瘾药物产生奖赏效应的结构基础，与药物急性强化效应、记忆和条件反射相关。此外，谷氨酸系统参与了神经突触的兴奋性与可塑性调节，在药物成瘾的发展与形成过程中起着重要作用。大麻素激活的长时程增强和长时程抑制过程在神经适应性中有非常重要的作用，而后者被认为是导致药物滥用和成瘾的主要途径，而且在与药物依赖发生相关的主要脑区都存在大麻素受体。去甲肾上腺素对精神兴奋类药物引起的自主活动和行为敏化也是必不可少的，在阿片类物质引起的自主活动效应中起到十分重要的作用。其他神经递质，如瘦素、P 物质、食欲素、促生长激素神经肽、神经肽 Y 等，在药物成瘾的机制中也起了重要作用。

（二）遗传学

物质依赖是一个具有家族聚集性的遗传性疾病，家系研究结果显示，物质依赖具有家族聚集倾向，37%~60%的物质依赖患病风险可归因于遗传因素。与普通人群相比，酒精依赖患者的同胞发生酒精依赖的风险增高 3~8 倍。物质依赖是一种多基因疾病，受许多基因影响，各个基因起微弱的作用。这些基因可独立发生作用，或可相互作用，或与环境因素相互作用，对物质依赖的患病风险产生叠加或相乘的效应。为了检测物质依赖的风险基因，关联研究和连锁研究方法常被采用。研究显示，物质依赖遗传标志在患者中很可能是以隐性遗传模式来遗传的，这与许多其他精神疾病不同。另外，基因对物质依赖作用具有种群特异性，不同种族间从起源到现代的连锁不平衡衰减程度参差不齐。人格特征在物质依赖遗传学中发挥重要的作用。有 3 种假说可以解释作为物质依赖风险因子的人格特征与基因之间的关系：①基因在人格特征与物质依赖的关联中起桥梁作用；②人格特征在基因与物质依赖的关联中起桥梁作用，人格特征在物质依赖发生发展中发挥核心作用；③物质依赖在基因与人格特征的关联中起桥梁作用。

（三）心理学

药物成瘾的形成与强化密不可分。正性强化因素（如用药后的欣快感等正性情绪）以及负性强化因素（身体依赖后为防止戒断症状的出现）不断驱使人或动物进行强迫性的觅药和摄药行为，最终导致成瘾。其中正性强化主要造成对药物的精神依赖，负性强化主要造成躯体依赖，二者相互关联，互相影响。药物依赖者通过用药解除戒断症状带来的不愉快体验，这种负性强化行为是药物成瘾躯体依赖的主要形成机制。成瘾药物所引起的奖赏性学习记忆异常顽固，可以持续多年，甚至终生，是一种病理性的学习记忆。成瘾者从偶然性用药到习惯性用药，再到药物成瘾，是一个平行而又渐进的过程，联想性学习在其中起着重要作用，它包括经典条件反射和操作性条件反射。最初用药时，药物引起的欣快感作为正性强化物与环境线索相联系，通过经典条件反射，使用药者将药物与环境线索建立起联系。同时，用药后的欣快感作为一种奖赏刺激激活脑奖赏系统，使用药者对于下一次用药产生渴求，进而对相关的环境线索产生一种趋近行为。通过奖赏刺激，觅药行为与环境刺激之间经过强化，形成操作性条件反射，此时，用药者已经不再是偶然性用药，而开始了主动觅药、摄药行为。随着反复的强化，觅药行为与环境线索之间的联系逐渐巩固，最终导致习惯性的行为，此时便形成了以强迫性觅药和摄药为主要表现的药物成瘾。

（四）社会学

物质依赖是当今世界面临的最为严重的社会问题之一。目前，全球毒品交易额达8000亿~10 000亿美元，毒品蔓延至五大洲200多个国家和地区。早在新石器时代，在小亚细亚及地中海东部山区出现了野生罂粟，早期人们对毒品的利用仅限于麻醉剂或宗教祭品，人们对毒品的使用一直保持着谨慎的态度，直到近代社会毒品才真正蔓延开来。经过资本主义国家革命和工业革命，资本主义国家经济水平迅速提高，为了满足其资本积累的需求，伴随着资本主义侵略的步伐，毒品蔓延到了各个地方。在很多国家或地区都形成了所谓“毒品文化”，人们以此展示自己所谓的个性。随着科技的发展，毒品生产越来越便利，毒品越来越容易获得。当今社会竞争越来越激烈，人们的精神压力越来越大，失业、破产、失恋等社会应激都可能导致成瘾药物的使用和依赖。此外，童年期遭受虐待的人可能由于无法正确处理愤怒、羞耻、愧疚等不良情绪，而选择用成瘾药物所带来的强烈的快感来麻痹自己；缺乏宗教信仰或精神支撑的人可能会通过毒品来弥补空虚；自卑感强、挫折承受能力差的人有更高的物质依赖患病风险。一部分人尤其是青少年甚至会为了融入周围的社会群体而使用毒品。这些都是造成当今社会物质依赖人数急剧上升的重要社会因素。

（陆　林　孟适秋）

四、防治现状与进展

我国对药物依赖患者采取的主要干预措施为脱毒治疗，其目的是减轻患者的戒断症状并达到短期内的无药状态，而脱毒治疗以强制脱毒为主。目前，我国已有约 700 家强制戒毒所、200 家劳教所和 300 家自愿戒毒门诊。由于海洛因是最主要的滥用药物，戒毒所中主要针对阿片类成瘾者开展脱毒治疗，使用的脱毒药物以美沙酮为主，其次为中药、丁丙诺啡和可乐定。美沙酮维持治疗作为降低毒品危害的有效途径得到大力推行。《2014 年中国禁毒报告》显示，截至 2013 年底，全国共有 763 家美沙酮维持治疗门诊，累计治疗吸毒人员 41 万多名，在治人员超过 20 万名，门诊服药人员年保持率为 80.0%。其他中医方法如针灸、电针和气功也被用于阿片依赖的治疗。

心理治疗也是药物成瘾的一项重要治疗方案。心理治疗可以有效降低患者对毒品的心理依赖，预防复吸，解决成瘾者在成瘾和戒断过程中出现的众多心理问题，促进成瘾者的全面康复。但目前多数戒毒机构更重视生理上的脱毒治疗，只有很少一部分患者能够接受心理治疗。

另外，我国在北京、上海、云南、贵州等地区都建立了自愿戒毒社区，用于药物依赖的康复治疗。2013 年国家禁毒委员会命名了 89 个全国社区戒毒社区康复工作示范单位，推动社区戒毒社区康复工作，社区戒毒社区康复执行率达到 68.3%。社区治疗以集体及个别心理治疗为基础，充分开展药物成瘾的康复治疗活动，训练并培养成员重新步入社会。

近年来，我国成瘾医学研究者们对阿片类药物成瘾机制的研究愈发深入和全面，阿片类药物成瘾的治疗方法和治疗药物的研发也不断取得新的进展。同时，我国成瘾医学的研究范围在逐渐扩大。除了阿片类药物以外，苯丙胺类药物和氯胺酮等新型毒品的出现和流行也引起了研究者们的关注和重视。科研工作者们开展了大量关于新型毒品的作用机制的科学研究，为寻找有效的预防和治疗新型毒品滥用的方法奠定了基础。

（一）诊断标准和临床评估、实验室检查

目前，关于物质依赖的诊断标准主要参照世界卫生组织（World Health Organization，WHO）颁布的《疾病和有关健康问题的国际统计分类》第 10 次修订本（ICD-10）和美国精神病学会（American Psychiatry Association，APA）的《精神障碍诊断与统计手册》第 5 版（DSM-5）。ICD-10 在使用精神活性物质所致的精神和行为障碍部分中详细描述了各种成瘾物质所致精神障碍的诊断标准，多用于临床治疗。DSM-5 中则把这部分内容称为物质相关及成瘾障碍，多用于科学研究。

成瘾性物质依赖的程度可根据躯体依赖和精神依赖的程度来判定，摄入成瘾物质的量越大、次数越多、心理渴求越强烈、戒断症状越严重、人格改变越明显的患者，依赖程度就越重，发生中毒或严重戒断反应的概率就越大，戒断成功性就越低，并且造成躯体和精神长期损害的危险性就越大。

药物滥用的临床评估包括体格检查、精神检查和心理测查等。在长期使用成瘾性药物或突然戒断后，患者会表现出一些

躯体症状，对患者进行全面详尽的体格检查可以判断出患者处于药物滥用的哪一阶段，并有助于及时发现躯体并发症。药物滥用者的精神状态不断变化，通过精神检查可以判断患者的意识水平、认知水平、心境和情感等，从中获取大量有用信息，有助于诊断和治疗。检查患者存在的心理问题，针对相应的问题进行心理治疗，可以达到较好的预后。常用于药物滥用临床评估的量表包括成瘾行为严重度随访调查表、可视渴求量表、戒断症状量表和稽延性戒断症状量表、烟碱依赖量表、密西根酒精依赖量表、汉密尔顿抑郁量表、汉密尔顿焦虑量表、焦虑和抑郁的自评量表等。

药物滥用的实验室检查一般是指对成瘾者进行尿液或血液的专项检查，用于判定其是否摄入成瘾物质，以及摄入成瘾物质的种类和含量，以监测其戒断或治疗的效果。例如，对海洛因成瘾者进行尿液吗啡检测或血液吗啡检验；对于苯丙胺类物质成瘾者进行尿液安非他命检验；对于多药滥用者或滥用物质不明者，可使用五合一尿检试剂进行检验。药物滥用的实验室检查还包括尿常规、血常规、便常规、血生化、红细胞沉降率、心肌功能检查、肝胆功能检查、肾功能检查、内分泌功能检查、肿瘤筛查等等，可用于筛查由成瘾物质导致的伴发疾病。

（二）急性中毒及其救治

成瘾物质常常导致急性中毒，每种成瘾物质中毒后表现不尽相同。如急性酒精中毒根据其严重程度分为普通醉酒和异常醉酒，后者包括复杂性醉酒及病理性醉酒，严重时可导致严重精神运动性兴奋或意识障碍等。阿片类中毒可出现呼吸抑制、反射消失、急性肺水肿，甚至死亡等。救治不同的成瘾物质中毒时，采取的方案也不同，如阿片类中毒时应及时给予阿片类受体拮抗剂纳洛酮治疗，中枢神经兴奋剂急性中毒时则应足量补液，维持水、电解质平衡，利尿并促进排泄。成瘾物质急性中毒抢救时应首先明确导致中毒的物质，全面评估患者的精神及躯体状况，给予合理的治疗方案，由医护人员密切观察，直至患者的中毒症状消失，精神和躯体状态恢复正常。成瘾物质急性中毒的救治原则是明确病因，全面检查，及时救治，密切观察。

（三）脱毒治疗

吸毒者应接受生理脱毒治疗，这是成瘾治疗的第一步，其目标是迅速清除体内的有害物质，尽可能地缓解和控制戒断症状，解除躯体对毒品的依赖，为防止复吸创造前提条件。生理脱毒主要采用不同的方法迅速清除体内残留毒品物质，控制戒断症状，解决因戒断引起的一系列躯体及心理疾病。生理脱毒治疗可分为替代治疗与非替代治疗，两者可以结合使用。替代治疗以美沙酮为主，非替代治疗以可乐定和洛非西定为代表，其控制戒断症状的作用比美沙酮弱。这些治疗均需要在专业的医院由医生根据吸毒者的具体情况制订治疗方案。

（四）心理治疗

心理行为治疗是成瘾治疗的一项重要组成部分。毒品使成瘾者产生强烈的心理渴求，并导致一系列心理行为的异常表现，成瘾者在戒断中和戒断后也会出现很多心理问题，并且很大一部分成瘾者同时患有抑郁、焦虑、双相情感障碍或人格障碍，采用心理行为治疗可以纠正和改变吸毒者的成瘾记忆，降低成瘾者的心理渴求，有效预防复吸，解决成瘾者的心理问题，促进成瘾者的全面康复，使其早日回归社会。常用的心理学理论有经典条件反射、学习理论、强化作用、操作条件反射等，常用的疗法有唤起-消退疗法、线索暴露疗法、厌恶疗法、代币治疗法、放松疗法、动机治疗、认知行为治疗、家庭治疗以及支持治疗等。

（五）物理治疗

脱毒治疗还可以使用非药物类疗法，包括针灸和自然脱毒疗法。针灸作为中国传统医学治疗手段，于 1973 年起被科学家们开始应用于戒毒治疗。自然脱毒疗法又称“冷火鸡法”或“干戒法”，是指强制终止吸毒者的毒品供给，使其自然排除体内残留毒品。这种方法需要吸毒者具有坚强的毅力，才能忍受戒断症状的煎熬。

（六）手术治疗

多年来，国内外学者也试图通过立体定向手术毁损脑内靶点来治疗药物成瘾。2000—2004 年，我国多家医院曾开展了立体定向手术戒毒，引起了广泛关注和争议。2004 年 11 月，国家卫生和计划生育委员会（原卫生部）禁止了此项手术作为临床服务项目，但依然支持其科学研究。现代立体定向技术的快速发展是实现此治疗的前提。利用空间三维坐标系，将大脑前联合（anterior commissure，AC）与后联合（posterior commissure，PC）连线的中点作为原点，就可以得到大脑内任意部位的空间坐标值，精确地对靶点进行定位，从而进行毁损、活检取样、置入刺激电极等操作。伏隔核可能是手术戒毒中更合理的靶点。伏隔核壳部参与药物的直接精神活性效应，使药物具备强化作用；伏隔核壳部和核心部还分别参与非条件性和条件性刺激诱发觅药的动机作用的形成，维持操作性行为，导致觅药和复吸；而以伏隔核为主要部分的腹侧纹状体与背侧纹状体间的多巴胺能联系，是觅药行为习惯形成和执行的神经基础；另外，前扣带回到伏隔核核心的谷氨酸能投射可能是各种因素导致复吸的共同通路。伏隔核作为边缘-运动中介，整合边缘系统奖赏情绪相关信息，参与动机向行为的转换，在成瘾中起重要作用。因此，以伏隔核作为手术毁损靶点，有望减少成瘾者的觅药服药行为，有效防止复吸。

（七）防复发治疗

复发是指物质依赖患者经过脱毒治疗，基本摆脱毒品依赖后重新滥用毒品并形成新的毒品依赖。导致复发的原因较多也较复杂，成瘾记忆是吸毒者复发的根本原因，它使吸毒者产生对毒品强烈的心理渴求，造成戒断–复吸–戒断–复吸的恶性循环。以海洛因成瘾者为例，戒断后 6 周内复吸的比例达 71%，而 3 个月内复吸的比例高达 95%。因此，生理脱毒并不能从根本上解决成瘾问题，只有消除成瘾记忆，消除吸毒者对毒品的渴求感，才能有效地预防复吸。防治复发的疗法很多，大致可分为药物维持治疗和心理治疗两类。药物治疗主要是使用美沙酮维持治疗。在美国和澳大利亚等国家，政府推行“美沙酮维持计划”，常年给吸毒者提供美沙酮，避免患者再度寻求毒品。给予物质依赖患者长期心理治疗，也是避免复发的重要手段。

（八）社区康复

物质依赖的社区康复可以以社区为依托，以家庭为辅助，利用社区开放的社会环境对成瘾人员进行康复治疗，是一种不同于封闭场所强制戒毒的新型模式。其主要特征是非禁闭性、社会参与性和戒毒过程的完整性。社区康复分为 5 个阶段，即收治阶段–脱毒阶段–康复阶段–再社会化阶段–跟踪回访阶段。整个过程需要家庭、社会等各方面的共同参与，涉及各级人民政府、公安机关、司法行政机关、医疗卫生部门及街道办事处等职能部门的通力合作和协调运行。

（九）降低危害措施

降低成瘾物质的危害需要全社会的共同努力。我国已采取一系列措施，包括加强禁毒宣传教育，完善吸毒人员动态管控机制建设；依法严厉打击零星贩毒、外流贩毒和娱乐场所贩毒等犯罪活动，使吸毒者买不到毒品；加强易制毒化学品、麻醉药品、精神药品的管制；深化“无毒社区”创建活动。倡导全社会一起行动起来，共同抵制毒品；倡导精神文明建设，杜绝烟酒对少年儿童的侵害，为人们的生活创造良好的无毒环境。另外，为了防止药物滥用者感染艾滋病或其他疾病，我国实施了美沙酮维持治疗、针具交换和互助小组等一系列降低危害的措施。

（陆 林 孟适秋）

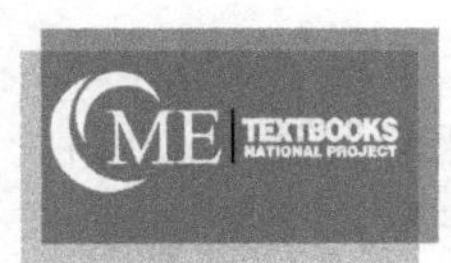

酒精相关障碍

第 2 章

一、急性酒精中毒

急性酒精中毒是指由于短时间摄入大量酒精或含酒精饮料后出现的中枢神经系统功能紊乱状态，多表现行为和意识障碍，严重者损伤脏器功能，导致呼吸循环衰竭，进而危及生命，也称为急性乙醇中毒。

有研究显示，1994—2001 年近 7 年间急性酒精中毒率增加了 3 倍，所有受试者在过去 3 个月中急性酒精中毒率由 1994 年的 2.6%（男性 5.16%，女性 0.02%）上升到 2001 年的 8.3%（男性 14.24%，女性 0.75%）。

在美国，第一次酒精中毒的平均年龄大约是 15 岁，18~25 岁患病率最高。随着年龄的增长，饮酒的频率和数量均下降。反复急性中毒的年龄越早，后期出现酒精使用障碍的可能性越大。另外，寻求冲动的个性特征及特定的环境也会增加酒精中毒的次数。酒精中毒可能合并其他物质中毒，特别是具有品行障碍或反社会人格障碍患者。

（一）临床评估与诊断

1. 评估

(1) 临床特征：急性酒精中毒初期患者表现出自制能力差，

兴奋话多，言行轻佻，不加考虑等类似轻躁狂的兴奋期症状；随后出现言语零乱、步态不稳、困倦嗜睡等麻痹期症状。可伴有轻度意识障碍，但记忆力和定向力多保持完整，多数经数小时或睡眠后恢复正常。急性酒精中毒是一种暂短的现象，中毒的程度随时间的推移而逐步减轻，如果不再继续饮酒，中毒症状最终将消失。如果不发生组织损害或其他并发症，该中毒状况可以完全缓解。中毒症状的严重程度与血液酒精浓度有关，血中酒精浓度上升越快、浓度越高，中毒症状可能越严重，但存在一定的个体差异。酒精中毒不一定反映该物质的原有效应，例如低剂量时酒对行为有明显的兴奋作用，随着剂量的增加，可产生激越和攻击行为，达到极高酒量时可能产生显著的镇静作用。

“病理性醉酒”表现在进少量酒后出现突然冲动攻击暴力行为，深度嗜睡后清醒，醒后遗忘。自 DSM-Ⅳ之后就删除了这个疾病类别。

酒精所致遗忘又称为“黑蒙”，是指一种短暂的遗忘状态，多发生在醉酒状态后，但当时没有明显的意识障碍。次日醒酒后对醉酒时的言行完全遗忘，遗忘的片段可能是数小时，甚至更长时间。

（2）病史采集与评估：处理急性酒精中毒患者应快速、详细采集病史。一般需要评估下列内容。

1）患者一般情况：年龄，性别，种族，健康状况，意识状态，酒精代谢相关酶类的服药情况，是否空腹饮酒等；需要询问饮酒后是否有外伤、呕吐、误吸等现象。

2）暴露史：饮酒开始时间和持续时间，饮酒量，饮酒方式（独自饮酒还是多人饮酒），饮酒的频率，酒的类型（计算相对酒精浓度），排除假酒可能导致的甲醇中毒；近日饮酒、停酒或减量情况，评估症状的产生、发展以及与最后一次饮酒的关系。

3）询问既往病史，尤其有无糖尿病、高血压、心脏病、肝病、肾病、胃病、胰腺炎等病史。评估患者当前酒精中毒状况，营养状况，有无潜在的攻击性和自杀风险。

4）既往曾采取过什么治疗措施，目前疾病发展趋势和潜在存在的问题，是否需要立即干预。对于既往无精神病史者，突然出现精神病症状，应该警惕酒精戒断综合征和服用其他毒物的可能性。

5）询问患者的个性特征：具有寻求冲动人格或反社会人格者，酒精中毒的频率增加。

（3）体格检查：需详细检查神经系统，排除其他神经系统和躯体疾病。密切观察患者的生命体征。心动过速提示戒断反应或其他躯体疾病；发热可能是感染的一个征象；呼吸频率加快应该警惕肺部感染或呼吸衰竭等。急性酒精中毒常常合并躯体疾病，如肝功能损害、心功能损害、肺部感染、上消化道出血、低血糖、高血糖、高血压、胰腺炎、电解质紊乱等，若不及时治疗，这些问题容易导致死亡。

（4）精神检查：评估患者目前的意识水平，感知障碍，认知障碍，精神运动性兴奋或抑制状态，情绪障碍，以及潜在的攻击性及自杀风险。应当制订相应的干预措施。

（5）辅助检查

1）疑似酒精中毒患者可进行实验室检查，以评估患者的整体状况，包括全血细胞计数、电解质、肝功能、肾功能、心肌酶、血淀粉酶、心电图、腹部 X 线片、颅脑 CT 或磁共振等。通过尿毒理学以及血液酒精浓度检查并排除其他物质的使用。

中、重度中毒患者应常规进行血电解质、肝功能检查，有条件者可行血气分析、血液或呼出气体乙醇浓度测定，存在基础疾病或并发症者应针对性进行实验室检查。以下情况应行颅脑 CT 检查：①有头部外伤史但不能详述具体情节的昏迷患者；②饮酒后出现神经定位体征者；③饮酒量或酒精浓度与意识障碍不相符者；④经纳洛酮促醒等常规治疗 2 小时意识状态无好转反而恶化者。

急性酒精中毒意识障碍或不能准确叙述病史者应常规检查心电图，特别是既往存在心脏病史或影响心血管的高危因素者，必要时复查。

2）实验室诊断酒精中毒：直接检测酒精或生物标本的代谢产物。急性酒精中毒的生物学标志物（表 2-1）如下。

①血液的酒精浓度（BAC）：在饮酒后持续升高 6 小时。通过色谱技术如火焰离子化检测气相色谱法（GC-FID）检测血液中酒精浓度。该方法特异度高，快速，可重复检查，而且简单易行。

②乙基葡萄糖醛酸苷（EtG）和硫酸乙酯（EtS）：是乙醇与葡萄糖醛酸、硫酸的结合物。强烈提示近期饮酒。在酒精脱毒治疗数天中，仍可在尿液中查到 EtG 和 EtS，检测时间因个体差异其结果可能不同。EtG 敏感度较高，可能存在假阳性结果，如偶然的酒精暴露，包括食物中存在酒精（如用酒烹煮，香料提取物），卫生用品如漱口水、洗手液等。检测近期饮酒时，尿道感染是尿液 EtG 假阴性的风险因素。

③脂肪酸乙酯（FAEE）：FAEE 是乙醇生物降解的产物。血 FAEE 是乙酸乙酯的四聚体：肉豆蔻酸乙酯、棕榈酸乙酯、油酸乙酯和硬脂酸乙酯。其评估窗为饮酒后 24 小时和（或）重度饮酒后 99 小时。因此，FAEE 是区分社交饮酒和重度饮酒或酒精依赖的敏感和特异性指标。饮酒后 24 小时内在血清和红细胞中可以检测到 FAEE，但是可以在几个月之后从头发中检测到 FAEE。胎粪中 FAEE 和 EtG 联合应用可以作为胎儿酒精暴露的标志物，可以发现怀孕期间饮酒现象。

④5-羟色胺（5-HT）的代谢产物：5-HT 的 2 个基本尿代谢产物是 5-羟 β 吲哚乙醇（5-HTOL）和 5-羟吲哚 3-乙酸（5-HIAA）。通常，5-HIAA 是 5-HT 完全氧化代谢的主要经尿液排泄的产物。饮酒可以改变 5-HT 还原代谢途径，导致 5-HTOL 产

物增加。在检测近期饮酒时，高尿 5-HTOL 水平的敏感度、特异度较高，用于临床评估和司法鉴定。临床中，5-HTOL 有利于监测酗酒者治疗中的复饮情况，并可作为评价疗效的客观指标。目前认为 5-HTOL/5-HIAA 的比率在检测近期饮酒时敏感度和特异度更高，可以降低假阳性率，尤其是食用富含 5-HT 的食物如香蕉、菠萝和西红柿等。如果食物中富含 5-HT，那么尿液中的代谢产物中 5-HTOL 和 5-HIAA 均升高，而饮酒仅 5-HTOL 升高。尿 5-HTOL/5-HIAA>20 是评估近期饮酒的敏感和可靠标志物，在饮酒后 20 小时仍处于高值状态。

表 2-1 几种酒精生物标志物的诊断特征

酒精生物标志物（简称）	评估窗口	特异度/敏感度	饮酒类型	应用	具体评论
酒精（EtOH）	6 小时	高/高	近期饮酒/酒精中毒	交通安全/急诊	结合临床观察-监测饮酒习惯
乙基葡萄糖醛酸（EtG）和硫酸乙酯（EtS）	数天	高/高	近期饮酒	戒断/复饮	个体间变异较大
脂肪酸乙酯（FAEE）	24 小时（摄入后）/99 小时（重度饮酒）	高/高	近期重度	区分社交性饮酒和大量饮酒	在胎粪中联合 FAEE 和 EtG，用于胎儿酒精暴露
5-HTOL/5-HIAA	1 天	高/高	近期饮酒	疗效评估/复饮	5-HTOL/5-HIAA > 20 提示近期饮酒

（6）酒精中毒所致躯体损害

1）急性酒精中毒性心脏损害：大量饮酒可引起急性的心脏损害，表现胸痛、胸闷、心前区不适、心悸等症状。查体可有心音低钝、心律不齐。严重者甚至发生急性肺水肿、猝死等。心电图可表现为缺血性 ST-T 段变化，心房颤动、窦性心动过速等心律失常变化。实验室检查中肌钙蛋白和心肌酶（特别是肌酸磷酸激酶）是特异度和敏感度很高的心脏损害标志物。急性酒精中毒对心脏的损害，只要及时治疗，大多数可以治愈。

2）酒精性胰腺炎（AAP）：酒精性急性胰腺炎多见于 35~45 岁男性嗜酒者。首次发生 AAP 者，其腹痛、恶心、呕吐等大部分症状发生在停止饮酒数小时到 48 小时内，超声、内镜检查发现酒精性胰腺炎患者的胰腺在早期已有明显图像改变，与急性胆源性胰腺炎相比，AAP 患者胰腺 CT 检查显示胰腺周围的渗出病变更为明显。依据病史和临床表现，对 AAP 诊断并不困难，血清二唾液酸转铁蛋白是 AAP 区别于其他急性胰腺炎在病因诊断上准确、简便、快速的生化标志物。

3）酒精性胃炎：大量酒精在胃内快速吸收后，可直接损伤胃黏膜的上皮细胞，破坏胃黏膜的屏障作用，还可以对黏膜下血管造成损伤，导致胃黏膜充血、水肿、糜烂、出血，即出现“酒精性急性胃炎”。胃镜检查可见胃和食管黏膜广泛性、多样性大小不等的点状或片状充血、糜烂、出血，甚至有浅层溃疡。但损伤通常不超过肌层，所以愈合快，不留瘢痕。患者可表现为急性上腹痛、腹胀、恶心、呕吐等症状。部分患者可能转为慢性胃炎。

4）酒精性肝病：酒精性肝病是最常见的酒精所致消化系统损害，其临床表现类似其他非酒精性肝病，症状较病毒性肝病轻。患者发病初期通常表现为脂肪肝，逐渐发展成酒精性肝炎、酒精性肝纤维化和酒精性肝硬化。

酒精性脂肪肝一般无症状或仅有轻度不适（乏力、腹胀等)。75%患者肝增大，偶尔并发肝内胆汁淤积出现黄疸，氨基转移酶可轻度升高，碱性磷酸酶一般不升高。酒精性肝炎一般具有明显的消化道症状，如纳差、乏力、腹胀、恶心、黄疸等。实验室检查可见氨基转移酶、碱性磷酸酶、胆红素等明显升高。严重者可并发肝衰竭。酒精性肝硬化多为隐袭性发病，患者在早期常无症状，晚期可出现与其他肝硬化类似的症状和体征。

2. 诊断

(1) ICD-10 关于急性酒精中毒的诊断标准：患者的呼出气、呕吐物有酒味，血、尿中可测得乙醇，以及饮酒后的典型临床表现有助于急性酒精中毒的诊断。

ICD-10 关于急性酒精中毒的诊断要点如下：①使用酒精后的短暂状况，导致意识水平、认知、知觉、情感或行为障碍，或其他心理生理功能和反应的紊乱；②只有出现急性中毒，但不存在持久的酒精有关问题时才能作为主要诊断，若出现长期使用问题，则优先诊断酒精有害使用、酒精依赖综合征或精神病性障碍。

急性酒精中毒常与饮酒量有关。如果伴有某些潜在的器质性疾病，如肝、肾功能障碍，小量酒精即可产生与饮酒量不相称的严重的中毒反应。

急性醉酒时还要考虑急性头部外伤和低血糖，以及活性物质混合使用所致中毒的可能性。

急性酒精中毒与意外伤害、自杀、暴力和心脏问题的猝死有关。酒精中毒的人群中自杀行为和成功自杀的比率显著升高，也需加以关注。

在确诊酒精中毒后，应考虑潜在的头部外伤或伴发代谢障碍的可能性。

(2) DSM-5 关于酒精中毒的诊断标准

A. 最近摄入酒精。

B. 酒精摄入过程中或不久之后即出现具有临床意义的适应

不良性行为或心理改变（如不恰当的性行为或攻击行为，情绪不稳定，判断力受损，社交或职业损害）。

C. 使用酒精过程中或不久之后出现下列一项或多项症状或体征：①言语模糊不清；②共济失调；③步态不稳；④眼球震颤；⑤注意和记忆受损；⑥木僵或昏迷。

D. 体征或症状不是由于其他躯体疾病所致，也不能用另一种精神障碍加以解释，包括另一种物质中毒所致。

诊断要点：酒精中毒的特征是饮酒过程中或不久之后产生具有临床意义的问题行为或心理改变（如不恰当的性行为或攻击行为，情绪不稳定，判断力受损，社会或职业功能损害）（标准 B）。同时伴随功能和判断力的损害，最终导致威胁生命的昏迷状态。这些症状不是由其他躯体疾病（如糖尿病酮症酸中毒）所致，不是谵妄状态的表现，也不是其他抑制性药物（如苯二氮䓬类）中毒所致（标准 D）。共济失调可能影响到开车和日常的行为活动，而导致车祸。使用酒精的证据可以通过闻到患者呼出的酒精气味获得，或者询问患者及其知情者是否有饮酒行为。如果需要，还可以检测患者的呼气、血液及尿液进行毒理学分析。

（3）支持诊断的相关特征：有时酒精中毒会出现遗忘酒精中毒的整个过程。这一现象可能与血液中酒精含量高有关，也可能是酒精迅速达到高浓度所致。轻度酒精中毒者，在不同的时点观察到的症状也不同，轻度酒精中毒是以大多数患者饮用大约 2 标准杯酒（每一标准杯酒为 10 ~ 12 g 酒精，血液酒精浓度达到约 20 mg/dl）为依据。在饮酒的早期，当血液酒精浓度升高时，通常表现话多，自我感觉良好，夸大。当血液酒精浓度下降时，患者很可能出现抑郁、退缩和认知损害。当血液酒精浓度较高时（如 200 ~ 300 mg/dl），对酒精不耐受者，可能出现嗜睡并进入麻痹的第一阶段。血液酒精浓度过高时（如超过 300 mg/dl）可能会抑制呼吸，不耐受者甚至导致死亡。中毒的持续时间取决于在多长时间饮入多少酒精。总的来说，人体每小时可以代谢约1标准杯酒精，酒精血浓度通常是以每小时15~20 mg/dl速度下降。在血液酒精浓度升高时的中毒症状和征象可能比下降时更严重。

（4）鉴别诊断：急性酒精中毒是一个排他性诊断。在诊断患者酒精中毒以前，应考虑到低血糖、低氧血症、肝性脑病、混合性酒精与药物过量等情况。医生可以通过家属和知情者获得充分的病史，详细查体以及辅助检查来确定诊断。

1）其他躯体疾病：某些躯体疾病（如糖尿病酸中毒）和神经性病变（如小脑性共济失调、多发性硬化）的某时刻表现类似于酒精中毒。

2）镇静催眠药或抗焦虑药物中毒：镇静催眠药物、抗焦虑药物或其他镇静药物（如抗组胺类药物、抗胆碱能药物）中毒可能被误诊为酒精中毒。我们需要观察酒精对呼吸的影响，检测血液和呼气中的酒精水平，并详细采集病史。镇静催眠药中毒的体征和症状与酒精中毒导致的问题行为或心理变化非常类似。这些改变常伴有功能和判断力受损，严重者可能导致昏迷甚至死亡。动作不协调可能影响开车和日常活动。如果没有酒精气味，需要检测血液和尿液进行毒理分析，确定误食抑制性药物的可能性。

3）类戒酒硫反应：患者在应用某些药物过程中饮酒，或饮酒后应用某些药物出现类似服用戒酒药如戒酒硫（双硫仑、双硫醒）后的反应，多在饮酒后半小时内发病，主要表现为面部潮红、头痛、胸闷、气短、心率增快、四肢乏力、多汗、失眠、恶心、呕吐、视物模糊，严重者血压下降及呼吸困难，可出现意识丧失及惊厥，极个别者引起死亡。这可能与乙醛脱氢酶抑制，使体内乙醛浓度升高，导致血管扩张有关。类戒酒硫反应的表现个体差异较大，不经处理，症状一般持续2~6小时。因类戒酒硫反应可能与多种疾病特征相似，易造成误诊，应注意鉴别诊断。

（二）治疗原则及方法

1. 治疗目标 急性酒精中毒的治疗目标：减轻酒精中毒对躯体的损害，争取最佳预后；预防并发症；做好安全防护，防止意外事件发生；预防再发急性酒精中毒，防止慢性酒精中毒如酒精依赖综合征。

2. 治疗原则 治疗急性酒精中毒的基本原则：促进体内酒精含量下降，促进酒精代谢及排出体外；对症解毒治疗；预防并发症；促进机体功能恢复。

3. 治疗方法

（1）一般处理措施：保持呼吸道通畅（去枕平卧，头偏向一侧，以预防误吸和舌后坠）及吸氧，同时密切监测意识、瞳孔及生命体征如体温、呼吸、脉搏、血压变化。要做好患者的安全防护，对谵妄状态、躁动不安或激越行为患者给予适当的保护性约束，注意保暖，防止受凉或中暑，使用床栏，防止意外事件如坠床的发生。

（2）促进体内酒精含量下降

1）清除酒精及其代谢产物：由于酒精吸收速度快，一般情况下洗胃意义不大。如大量饮酒发生在 2 小时之内，可考虑使用 1%碳酸氢钠或 0.5%活性炭混悬液洗胃。禁用阿片吗啡类药物治疗，以免加重酒精对呼吸的抑制作用。若患者已经自行呕吐，则无需洗胃。对于长期昏迷、呼吸抑制或休克患者，建议考虑进行透析治疗。

洗胃指征：饮酒后半小时内，无呕吐，无深度昏迷，考虑或建议洗胃；饮酒后 0.5～2 小时内，无呕吐，无深度昏迷者，家属要求洗胃的，可以洗胃；无法判断是否同时服用其他药物（特别是苯二氮䓬类药物），必须向家属建议洗胃；已留置胃管特别是昏迷伴休克状态患者，可试用经胃管人工洗胃，考虑使用 1%碳酸氢钠，或 0.5%活性炭混悬液洗胃。

洗胃的注意事项：①避免误吸和继发性损伤；②液体每次入量不超过 200 ml，总量不宜超过 2000~4000 ml；③吸引器负压要小；④洗胃出现频繁呕吐应停止；⑤注意洗胃的风险性，如患者可能出现酒精性急性胃黏膜损伤，洗胃可能导致出血加重甚至穿孔。应当密切观察并向家属说明风险性，做到知情同意。

血液净化疗法与指征：酒精易溶于水，也具有亲脂性，血液灌流对体内乙醇的清除作用存在争议，血液透析可以直接将乙醇和乙醇代谢产物迅速从血中清除，需要时建议将血液透析作为首选，持续床旁血滤（CRRT）也是可行的一种选择。

病情危重或经常规治疗病情恶化并具备下列问题之一者可行血液净化治疗：①血乙醇含量超过 87 mmol/L（400 mg/dl）；②呼吸循环严重抑制的深昏迷；③酸中毒（pH≤7.2）伴休克的表现；④严重中毒出现急性肾功能不全；⑤复合中毒或高度怀疑合并其他中毒并危及生命，可根据毒物特点酌情选择血液净化方式。

2）促进酒精氧化代谢：可用 50%葡萄糖 100 ml 静脉推注，同时肌内注射维生素 B_6 100 mg，维生素 B_{12} 0.5 mg 或 1 mg，烟酸 100 mg 等。可加速酒精氧化代谢排出体外。

美他多辛是乙醛脱氢酶激活剂，主要拮抗急、慢性酒精中毒引起的乙醇脱氢酶（ADH）活性下降；加速乙醇及其代谢产物乙醛和酮体经尿液排泄，属于促酒精代谢的药物。美他多辛对抗急性酒精中毒引起的 ATP 下降和细胞内还原型谷胱甘肽（GSH）水平降低，维持体内抗氧化系统的平衡，起到拮抗急、慢性酒精中毒引起的氧化应激反应的作用，并可改善饮酒导致肝功能损害和酒精中毒导致的心理行为异常。可试用于中、重度酒精中毒，特别是伴有攻击行为、情绪不稳定患者。每次 0.9 g，静脉滴注给药，哺乳期、支气管哮喘患者禁用。尚无儿童应用的可靠资料。适当补液及补充维生素 B_1、B_6 和维生素 C 有利于酒精快速氧化代谢。

（3）对症解毒治疗及预防并发症

1）纳洛酮：纳洛酮是中枢性吗啡受体拮抗剂。纳洛酮能解除酒精中毒的中枢抑制作用，缩短昏迷时间。重症酒精中毒昏迷、呼吸抑制、低血压休克可使用纳洛酮 0.4～0.8 mg 静脉推注，必要时可 20 min 重复一次。也可用纳洛酮 1.2～2.0 mg 加入液体中持续静脉滴注，可重复使用，直至患者意识清醒。

2）盐酸纳美芬：是具有高度选择性和特异性的长效阿片受体拮抗剂，已有应用于急性酒精中毒的报道，但尚需更多的临床研究，进一步评估治疗急性酒精中毒的疗效及使用方法。

3）氟马西尼：为苯二氮䓬受体拮抗剂，主要用于短效苯二氮䓬类药物（如咪达唑仑）的过量治疗。由于口服生物利用度低，主要通过静脉给药。静脉注射后 1 min 内即生效，5 min 后血浆浓度达峰值，半衰期仅 50 min，拮抗效应维持时间为 90～120 min。对于急性酒精中毒，采取小量分次静脉注射氟马西尼，每次静脉注射 0.1 mg，每分钟 1 次，总量高达 5 mg，可促进急性酒精中毒昏迷患者快速苏醒。

（4）镇静剂的应用：急性酒精中毒应慎重使用镇静剂，对于烦躁不安或过度兴奋躁动者，特别是伴有攻击行为的患者，可使用地西泮治疗，肌内注射比静脉注射更安全，使用时注意观察呼吸和血压变化；躁狂状态患者可选用第一代抗精神病药物氟哌啶醇、第二代药物如奥氮平等治疗，口服应用较安全。避免使用氯丙嗪、吗啡、苯巴比妥类等具有明显镇静或抑制呼吸的药物。

（5）对症支持治疗

1）维持呼吸功能：对于有呼吸功能衰竭的患者应给予吸氧，必要时使用呼吸兴奋剂（如尼可刹米、洛贝林等）。

2）纠正水、电解质平衡紊乱：早期纠正酸中毒，初剂量先给予 5%碳酸氢钠溶液 150 ml 静脉滴注，然后根据血气分析结果调整治疗方案。

3）防治脑水肿：可选用 20%甘露醇液 250 ml，50%葡萄糖溶液 60 ml，地塞米松 5～10 mg 静脉注射。如病情需要，可 4～6 h重复使用。

4）迅速纠正低血糖：部分患者可能由于低血糖导致昏迷，特别应注意与酒精中毒所致昏迷加以鉴别。快速给予 50%葡萄糖溶液 100～200 ml 有助于鉴别诊断。

5）胃黏膜保护剂：胃黏膜 H_2受体拮抗剂或质子泵抑制剂可常规应用于消化道症状明显患者，质子泵抑制剂可能有更好的胃黏膜保护作用。

6）预防感染：单纯急性酒精中毒无使用抗生素的指征，除非有明确合并感染的证据，如呕吐误吸导致肺部感染。对于昏迷患者发生吸入性肺炎可考虑预防性使用抗生素。应用抗生素时需注意诱发类戒酒硫反应，其中以 β-内酰胺类中头孢菌素多见，头孢哌酮最常见，其次是甲硝唑、呋喃唑酮等，用药期间宜留院观察。

（6）简短干预：在患者康复期间，应积极对中毒患者进行简短心理干预，对急性酒精中毒者进行酒精使用障碍的筛查，建议使用 WHO 制定的《酒精使用障碍筛查问卷（AUDIT）》。并根据筛查结果实施个体化的饮酒健康教育、简单建议、简短咨询、转诊等不同程度的干预措施，以减少心身损害和有害的饮酒行为。

1）低风险饮酒的干预措施：AUDIT 得分低于 8 分，一般属于低风险饮酒者。尽管多数低风险饮酒者不需接受任何干预，但仍然适合进行饮酒健康教育，并能从中获益。原因在于饮酒健康教育有利于改善饮酒风险意识，可作为一个预防措施，同时可提醒既往问题饮酒者避免再次陷入饮酒的危险状态。

2）高风险饮酒的干预措施：AUDIT 得分在 8～15 分，一般属于高风险饮酒者，也有可能是有害饮酒者。

这部分患者可通过简单建议的方式进行干预，可以选择使用《低风险饮酒指南》提供简单建议干预方案：①反馈风险饮酒类型；②提供高风险饮酒危害的信息；③设定饮酒目标，完全戒酒或低风险饮酒；④告知低风险饮酒的限量，WHO 推荐的低风险饮酒限量为每天饮酒不超过 20 g 纯酒精（2 个标准杯），每周饮酒不超过 5 天（每周至少 2 天不饮酒）；⑤鼓励患者改变饮酒习惯或行为。

下列群体不适合低风险饮酒目标而适合完全戒酒：原来存在酒精或药物依赖病史或肝损害病史者；具有严重精神病史或目前患有严重精神疾病者；孕妇；患有重大躯体疾病或正接受药物治疗而需要完全戒酒。

如果饮酒者符合下述 3 点，则可以尝试低风险饮酒：①过去 1 年里大部分时间都能保持低风险饮酒；②没有晨起身体颤抖；③自我想保持低风险饮酒。

3）有害饮酒的干预措施：AUDIT 得分在 16～19 分，一般属于有害饮酒者，也可能是酒精依赖患者。饮酒模式已对饮酒者造成伤害。这部分患者可通过简单建议、简短咨询和持续监测的方式进行强化干预。简短咨询包括简单建议、动机评估及适宜的干预、借助自助手册进行技能培训和随访等措施。

4）酒精依赖的干预措施：最高风险水平，AUDIT 得分 20～40 分，一般属于酒精依赖者。然而，医生要注意到酒精依赖也有轻重之分，即使 AUDIT 得分较低，临床也有可能诊断为酒精依赖。这些饮酒者应转诊给专科医生进行评估并积极治疗。

急性酒精中毒对孕妇及胎儿均有极大的危害。发生急性酒精中毒的孕妇易出现过量中毒、呕吐窒息、意外伤害、流产及早产的风险以及对胎儿身心健康的影响。因此，应建议该类患者尽快住院治疗，由专业人员评估其妊娠状况及身心健康状况，以免发生意外事件，做到早期评估、及早治疗。

（王　岚　王学义）

二、酒精有害使用与酒精依赖

酒精有害使用是一种适应不良行为，指由于反复使用酒精影响职业功能，如工作、学业等，损害躯体、心理健康，以及引起法律上的问题等。有害使用不仅会引起不良后果，久而久之还会导致依赖综合征。

依赖综合征是一组有关认知、行为和生理学症状的组合，个体尽管明白使用成瘾物质会带来明显问题，但还在继续使用，自我用药的结果导致耐受性增加、戒断症状和强制性觅药行为。酒精依赖又称酒依赖，是指长期反复饮酒所致的对酒精渴求的心理状态，以及停饮后出现的心理、躯体的特殊反应，可连续或周期性出现，包括精神依赖（也称心理依赖）和躯体依赖（也称生理依赖）。其中精神依赖指对药物的强烈渴求，以期获得用药后的特殊快感，呈现强制性觅药行为。而躯体依赖则是反复用药所导致的一种适应状态，以致需要药物持续存在体内，若中断就会产生戒断综合征，躯体依赖常随耐受性的形成而产生。

国际疾病分类第 10 版（ICD-10）对有害使用和依赖综合征有明确的界定，但在美国精神障碍分类系统第 4 版（DSM-Ⅳ）的分类系统中将未达到依赖程度的使用障碍称为滥用。其中，ICD-10 与 DSM-Ⅳ对于酒精依赖的界定基本一致，对于有害使用则 ICD-10 主要关注生理与心理伤害，DSM-Ⅳ还要关注对社会法律和职业方面的影响，但在 DSM-5 中不再区分滥用与依赖，统一归入“酒精使用障碍”，并以轻、中、重 3 个维度进行分型。

（一）临床评估与诊断

1. 评估　酒精有害使用与酒精依赖的临床评估主要依据患者的饮酒史、精神损害或躯体损害的症状以及实验室检查结果。

（1）病史采集：要确立酒精有害使用或依赖的诊断，重点在于获取完整可靠的病史，不仅需要从患者本人处获得，而且需从知情者（家属）处获取相关病史资料。

在日常诊疗过程中可常规进行酒精使用障碍筛查，尤其在遇到下述情况时应引起关注：①在开具与酒精有相互作用的处方药物时；②在医院急诊或院前急救接诊患者时；③接诊以下患者时，包括孕妇或准备怀孕者，过量饮酒高发人群如吸烟者、青少年等，存在可能与饮酒相关的躯体疾病如心律失常、消化不良、肝病、焦虑抑郁、失眠、外伤等，存在疗效不如预期的慢性疾病如慢性疼痛、糖尿病、消化道疾病、心脏病、高血压等。

具体工作中，可首先询问饮酒情况：“您曾经喝过酒吗？包括白酒、红酒、啤酒或其他酒类饮品？”如回答“喝过”，则进一步询问“过去 1 年中，您喝过多少次酒”，如回答“1 次或 1 次以上”，则进一步询问每天饮酒量及每周饮酒频率。如每天不超过 20 g 纯酒精（2 个标准杯），每周饮酒不超过 5 天，可大致判断为低风险饮酒；如超过上述限量，同时存在下述饮酒相关问题时，可大致判断为高风险饮酒（也称为危险饮酒）。

在评估高风险饮酒的基础上，应进一步询问饮酒是否对躯体、精神、家庭、工作等造成影响。若饮酒对饮酒者的躯体与精神健康造成了损害，或饮酒对饮酒者的家庭、工作及他人造成了不良影响，或经常因饮酒受到他人的抱怨或批评，或发生过各种不良后果，可大致判断为有害饮酒，即相当于 ICD-10 中的酒精有害使用或 DSM-IV 中酒精滥用（DSM-5 中的酒精使用障碍的轻度类型）。

在评估有害饮酒的基础上，应进一步询问患者“是否存在难以控制、耐受、戒断等现象”。国外有学者设计了如下 4 个简单易懂的问题，即酒精依赖筛查自评问卷（CAGE），分别是：①你有没有感到你应该戒酒？②当别人责备你的饮酒情况时，你是否感到不高兴？③你是否对自己的饮酒问题感到内疚、自责？④你是否一睁开眼睛就要喝酒以免不适？上述问题中有 2 个回答肯定者，即怀疑有酒精依赖的可能。

（2）临床特征

1）酒精有害使用：是指使用酒精对健康造成损害的一种使用类型，这种损害可以为躯体性或精神性。大量研究证明，饮酒量每日超过 4 个标准杯（1 个标准杯 = 10 g 纯酒精），或者每次饮酒超过 6 个标准杯，酒精有害使用的危险性明显增高。酒精有害使用的行为经常受到他人的抱怨或批评，或发生过各种不良后果，如酒驾被拘、婚姻不和、不能履行家庭职能、上班迟到、误事如犯罪、婚姻危机等。

2）酒精依赖：酒精依赖患者多数在体验饮酒初期心情愉快，能够缓解紧张状态，之后逐渐形成饮酒习惯。当饮酒的时间和量达到一定程度后，患者无法控制自己的饮酒行为，并出现一系列特征性的症状。

其主要特征为：①对饮酒渴求，强迫饮酒，无法控制。②固定的饮酒模式，定时饮酒。③饮酒高于一切活动，不顾事业、家庭和社交活动。④耐受性逐渐增加，饮酒量增多；但后期可能耐受性下降，每次饮酒量增加，饮酒频率增加。⑤反复出现戒断症状，当患者减少饮酒量或延长饮酒间隔期、血浆酒精浓度下降明显时，即出现手、足及四肢震颤，出汗，恶心、呕吐等戒断症状。若及时饮酒，此戒断症状迅速消失。此现象常发生在早晨，称之为“晨饮”症状。⑥戒断后复饮（如戒酒后重新饮酒），就会在较短的时间内再现原来的依赖状态。

（3）体格检查：应进行详细的体格检查，尤其是神经系统检查，排除其他躯体疾病。需要注意患者是否存在戒断症状或其他躯体疾病，常见有肝功能异常、心功能受损、上消化道出血、低血糖、高血糖、高血压、电解质紊乱。体格检查时应注意相关症状。

（4）精神检查：全面的精神状况检查，包括一般表现（意识、定向力、接触情况、日常生活表现等）、认知过程（包括感知觉、注意力、思维障碍、记忆力、智能、自知力等）、情感活动、意志及行为表现等是必需的，同时应评估其是否伴有抑郁焦虑症状、认知缺陷和精神病性症状，还需要评估与其他精神障碍的共病情况。评估这些内容有助于治疗方法的选择。

（5）辅助检查

1）实验室检查：除了依靠详细、可靠的病史采集及躯体检查之外，一些辅助检查，如全血细胞分析、血生化、肝功能、甲状腺功能、维生素 B_{12}、叶酸、人免疫缺陷病毒（HIV）、脑电图、心电图、胸片、腹部 B 超等常规检查以外，有关酒精滥用与酒精依赖的生物标志物的检测已日益受到重视。

呼气检测或血液检测无疑是饮酒的重要证据，但是一次超量饮酒 24 小时后即难以测出，而且仅仅依据血液乙醇浓度，不能区别是一次饮酒过量还是长期的酒精依赖。酒精滥用的生物标志物是与饮酒或酒精依赖相关的生理指标，在体内的存留时间长于乙醇本身，因此，即使呼气检测或血液检测已无法检测到乙醇，仍然可以检测到酒精滥用的生物标志物，从而为饮酒及酒精依赖相关障碍的诊断提供客观依据。

γ-谷氨酰转肽酶（GGT）：GGT 是最常用、最传统的饮酒及酒精滥用的生物标志物，被认为是重度饮酒最早期的指标之一。GGT 的检测窗口较长，在停止饮酒后 2~3 周仍可检测到，需注意的是，GGT 在青少年饮酒者中往往并无明显升高。而且任何涉及胆道损害、淤积或直接肝脏损害患者均可出现 GGT 升高。由于 GGT 广泛存在于多种组织，其他组织损害也可导致 GGT 升高，因此，其敏感度和特异度分别只有 40%~80%。即便如此，对酒精相关的肝损害而言，GGT 的准确性仍然高于其他传统的实验室指标（包括丙氨酸氨基转移酶、天冬氨酸氨基转移酶及平均红细胞容积）。由于 GGT 属于常规实验室检查项目，费用较低，因此对任何怀疑可能有酒精滥用问题的患者，均应进行 GGT 检测。

丙氨酸氨基转移酶（ALT）和天冬氨酸氨基转移酶（AST）：ALT 和 AST 是临床上较为常用的 2 项生化检验项目，其升高提示肝损害，对酒精滥用者也一样。此外，氨基转移酶升高可以监测酒精依赖患者治疗后的复发。和 GGT 一样，其特异度不高，由于 AST、ALT 检测方便易行，价格低廉，仍应作为酒精相关肝损害较好的检测指标。

平均红细胞容积（MCV）：MCV 增高长期以来一直被作为慢性酒精滥用的标志之一。由于红细胞的半衰期为 120 天左右，MCV 增高往往仅提示存在慢性酒精滥用，对监测急性饮酒或慢性酒精滥用治疗后复发的作用相当有限。对一般酒精滥用或饮酒而言，MCV 并不一定升高，因此，MCV 不适用于酒精滥用的筛查。总的来说，大约有 60%酒精依赖者的 MCV 高于正常值，女性较男性更明显。

糖缺乏性转铁蛋白（CDT）：CDT 又称碳水化合物缺乏性转铁蛋白，CDT 增高是过度饮酒的重要指标。CDT 的敏感度为 60%~70%，但其特异度则高达 80%~90%。多数研究显示，采用 CDT 作为生物标志物可增加诊断酒精滥用的准确性。但也有少数研究提示，GGT 对女性更敏感，因为 CDT 在女性中升高的幅度不大。CDT 还常用于戒酒治疗是否保持操守或复发的监测指标。在国外，CDT 还用于筛查保险申请人有无酗酒的嫌疑，以及交通肇事者酒精滥用的检测。

2）神经心理测量：饮酒相关问题可采用饮酒自评问卷进行筛查，其中 WHO 制定的酒精使用障碍筛查量表（Alcohol Use Disorder Identification Test，AUDIT）被广泛用于筛查酒精有害使用问题。AUDIT 是一种标准的、经过多国验证的筛查工具，用以识别低（高）风险饮酒者、有害饮酒者及酒精依赖者。

AUDIT 可由初级医疗服务机构接诊人员嘱咐患者完成，5 分钟内即可完成。AUDIT 为半定量评定量表，由 10 个项目组成，前 3 项测试的是定期和不定期饮酒量和饮酒频度，第 4~6 项涉及酒精依赖问题（包括饮酒控制力、因酒精忽视责任及出现“晨饮”症状），其余 4 项是酒精所致相关问题的指标（包括酒后自责、一过性记忆丧失、酒精所致伤害、因饮酒引起周围人关注）。后 4 项分数高，提示存在酒精有害使用。AUDIT 得分区间为 0~40 分。根据 AUDIT 得分高低将饮酒者划分为 4 个饮酒风险水平Ⅰ、Ⅱ、Ⅲ、Ⅳ区。AUDIT 得分低于 8 分为饮酒风险水平Ⅰ区（WHO 建议将 65 岁以上的饮酒者的 AUDIT 分界值定为 7 分），得分在 8~15 分为饮酒风险水平Ⅱ区，得分在 16~19 分之间为饮酒风险水平Ⅲ区，得分在 20~40 分为饮酒风险水平Ⅳ区。一般 AUDIT 分数越高，风险水平就越高，然而这种线性关系并不一定适用于所有群体或个体。AUDIT 筛查结果应与饮酒情况的相关内容结合起来进行全面评估。

如上所述，AUDIT 第 4~6 项分数高提示存在或可能出现酒精依赖。此外，密歇根酒精依赖筛查量表（MAST）可用于筛查酒精依赖，共有 25 个条目。如总分≥5，则提示有酒精依赖。

2. 诊断 结合全面系统的临床评估，酒精有害使用与酒精依赖的诊断并不困难。根据 ICD-10 及 DSM-Ⅳ、DSM-5 相关障碍的诊断标准，主要诊断要点如下。

（1）酒精有害使用：①有明显的证据证明饮酒已经造成躯体或精神的损害，如反复饮酒导致不能履行工作、学习或家庭中的主要角色，反复出现与酒精相关的法律问题等；②由于饮酒而导致或加重长期或反复存在的社会、人际关系问题，或危及躯体情况下仍反复饮酒；③持续性饮酒至少已达 1 个月或在过去 12 个月内反复发生；④不符合酒精依赖的诊断标准。

值得注意的是，在 DSM-5 诊断系统中，不再区分“酒精滥用”与“酒精依赖”，统一归入“酒精使用障碍”一类，并以轻、中、重 3 个维度进行分型。一种有问题的酒精使用模式导致显著的具有临床意义的损害或痛苦，在12个月内表现为下列至少2项症状。其中存在2~3项者为轻度酒精使用障碍，4~5项者为中度酒精使用障碍，6项或更多者为重度酒精使用障碍。

1）酒精的摄入常常比意图的量更大或时间更长。

2）有持续的欲望或失败的努力试图减少或控制酒精的使用。

3）花费大量的时间用于获得酒精、使用酒精或从其作用中恢复的必要活动上。

4）对使用酒精有渴求或强烈的欲望或迫切的要求。

5）反复的酒精使用导致不能履行在工作、学校或家庭中的主要角色的义务。

6）尽管酒精使用引起或加重持续的或反复的社会和人际交往问题，但仍然继续使用酒精。

7）由于酒精使用而放弃或减少重要的社交、职业或娱乐活动。

8）在对躯体有害的情况下，反复使用酒精。

9）尽管认识到使用酒精可能会引起或加重持续的或反复的生理或心理问题，但仍然继续使用酒精。

10）耐受，通过下列2项定义：①需要显著增加酒精的量以达到过瘾或预期的效果；②继续使用同量的酒精会显著降低效果。

11）戒断，表现为下列2项之一：①特征性酒精戒断综合征；②酒精（或密切相关的物质如苯二氮䓬类药物）用于缓解或避免戒断症状。

（2）酒精依赖：通常需要在过去1年的某些时间内体验过或表现出下列至少3条。

1）对使用酒精的强烈渴望或冲动感。

2）对饮酒行为的开始、结束及剂量难以控制。

3）当饮酒被终止时或减少时出现生理戒断症状。

4）因饮酒行动而逐渐忽略其他快乐或兴趣，在获取、使用酒或从其作用中恢复过来所花费的时间逐渐增加。

5）出现耐受状态，必须使用较高剂量的酒才能获得过去较低剂量的效应。

6）固执地饮酒而不顾其明显的危害性后果，如过度饮酒对肝的损害、周期性大量饮酒导致的抑郁心境或与酒有关的认知功能损害。

（二）治疗原则与方法

1. 治疗原则

（1）戒酒或减少酒精使用量及频率。酒精有害使用与酒精依赖的最终治疗目标是完全戒酒，但对于合作良好，无明显心理、躯体问题的依赖程度较低的风险饮酒者和有害饮酒者，必须劝告其减少酒精的使用量和频率，保持低风险饮酒。

（2）保持酒精戒断，预防复饮。对于初步戒酒成功的患者要针对性地进行复饮的心理和药物干预，减轻酒精依赖的严重程度，积极处理躯体及精神共病。

（3）后续服务。这是保证酒精使用障碍的重要环节。重点在于使患者重新融入社会和正常的日常生活，包括建立健康的生活方式，寻找稳定的住房，重新就业，重新组建家庭，并建立健康良好的人际关系。

（4）严重酒精依赖患者往往有一系列的物质使用、精神、社会和法律问题，这些问题往往需要协助患者及其家属与有关部门建立紧密联系，确保治疗关系得以长时间的延续。

（5）充分考虑治疗的影响因素，包括患者现实问题、饮酒类型和其他药物的使用、躯体和精神共患病、治疗动机、治疗选择权、社会文化环境及可利用资源。当然，治疗的根本是必须解决患者的酒精使用问题，并能够达到长期改变的目的。

（6）制订治疗方案必须让患者及其家人、监护人参与。需与患者及其家人、监护人进行讨论，明确治疗措施的有关内容和可能的结果（包括不良反应）。要给予患者提出问题、表达担心的机会，理解并尊重他们的想法和顾虑。并对任何干预措施进行知情同意，并签署知情同意书。

2. 治疗方法

（1）酒精有害使用的治疗：目前对于酒精有害使用患者除了合并躯体疾病或共病精神障碍患者需要针对性治疗外，多数患者主要采用门诊治疗，治疗方法以在早期、系统、全面评估的基础上进行有效综合的社会心理干预模式为主。

简短干预是目前认为对于酒精有害使用者最为经济、适用、有效的干预方法。它是指各级医疗服务人员在日常诊疗过程中，利用短暂的接诊时间，对就诊者进行酒精使用障碍的筛查，并根据筛查结果个体化地实施饮酒健康教育、简单建议、简短咨询、转诊等不同强度的干预措施，以减少危险和有害饮酒行为。

对于经酒精使用障碍筛查为有害饮酒者，应给予以下治疗措施。

1）建议：对于合作良好，无明显心理、躯体问题的依赖程度较低的风险饮酒者、有害饮酒者，应首先给予简单建议。简单建议旨在使患者认识自己目前的饮酒模式存在的潜在危害及风险，并使其制订合理饮酒目标，改变不良饮酒行为习惯。

A. 参照《低风险饮酒指南》提供建议：《低风险饮酒指南》手册改编自 WHO《有害饮酒者的识别与管理》项目指南。可依据下述具体操作步骤进行干预。

B. 评估风险饮酒类别：根据 AUDIT 评分及本国的饮酒模式评估并向患者说明患者属于哪一种风险饮酒类别，包括滴酒不沾（0 分）、低风险饮酒者（1 ~ 7 分）、高风险饮酒者（8 ~ 19 分）、可能的酒精依赖者（≥20 分）。

C. 提供高风险饮酒危害的信息：向患者讲解高风险饮酒可能引起的全身多器官的损害，同时鼓励患者立即采取行动，以降低目前高风险饮酒的风险。

D. 设定饮酒目标：完全戒酒或低风险饮酒为酒精有害使用患者的最终治疗目标。应由医务人员引导由患者自行或共同制定切实可行的饮酒目标。但对于下列群体，应制订完全戒酒的目标：①原有酒精或药物依赖病史或肝损害病史者；②具有严重精神病史或目前患有严重精神病者；③孕妇；④患有重大躯体疾病或正接受药物治疗需要完全戒断者。

E. 普及低风险饮酒限量知识：多数患者选择低风险饮酒目标，因而应指导患者将饮酒降低至规定的“低风险饮酒限量”。即将饮酒量和饮酒模式限制在对个人和他人不造成伤害的程度。WHO 推荐的低风险饮酒限量为每天饮酒不超过 20 g 纯酒精（2 个标准杯），每周饮酒不超过 5 天（每周至少 2 天不饮酒）。同时说明在特殊情况下，即使少量饮酒也会产生伤害风险，如驾车或高危作业时、同时服用与酒精相互作用的药物期间等。此外，各国、各地区对于低风险饮酒限量不尽相同，应同时结合国家政策、文化及当地饮酒风俗习惯、性别、体重等饮酒差异。

F. 鼓励患者改变饮酒行为：在治疗过程中应注重激发患者改变饮酒行为的动机，重申降低饮酒风险的必要性，并鼓励其立即行动。

此外，在实施过程中应对患者做到以下几点：①富有同情心，乐于接纳，保持非批判性；②对患者饮酒风险的评估要清晰明了、客观权威，充分取得患者的信任与尊重；③要让患者充分参与决策，积极主动采取措施达到目标；④对于不同风险程度患者安排日常随访，以确保其实现节制饮酒的目标。

2）简短咨询及持续监测：对于 AUDIT 评分为 16～19 分的饮酒者或通过问诊判断为有害使用者，应在简单建议的基础上给予简短咨询及持续监测。

A. 动机评估及适宜建议：简短咨询首先要进行诊断性评估

和动机改变评估。诊断性评估涉及患者过量饮酒的起始及维持因素、饮酒相关问题的严重性及相关后果。动机改变评估是判断患者所处的“动机改变期”，从对改变饮酒行为毫无兴趣的“沉思前期”到节制性饮酒计划实际施行的“行动期”。

动机改变各期描述的是人们如何思考并保持一种新型健康行为的过程。动机改变期的判断可以根据临床描述性定义，参照以下对 5 个动机改变期的定义及对应的简短干预方案：①沉思前期，指危险或有害饮酒者不考虑近期改变其饮酒行为，或没有意识到继续过量饮酒对健康的实际或潜在不良后果。对患者进行反馈筛查结果，提供饮酒危害的信息。②沉思期，指饮酒者可能意识到饮酒相关不良后果，但对是否要做出改变很矛盾。对患者强调饮酒行为改变的好处，提供饮酒相关不良后果和延迟改变的风险等信息，讨论如何选择目标。③准备期，指饮酒者已经决定改变饮酒行为，并计划采取行动。应与患者讨论如何选择目标，提出建议，并给予鼓励。④行动期，指饮酒者已经开始减少饮酒或停止饮酒，但饮酒行为改变还不长久。应与患者回顾提出的建议，并给予鼓励。⑤保持期，指饮酒者已经相对长期地节制饮酒或戒酒。此类患者应及时给予鼓励。

对多数患者而言，应按顺序执行反馈、提供信息、目标选择、建议和鼓励等标准流程，可根据患者个体情况做适当调整。

B. 技能培训：当评估患者准备改变其饮酒行为后，推荐使用 WHO“酒精相关障碍的识别与管理”项目中的《防止饮酒相关障碍自助手册》。该手册基于健康行为改变策略，用来指导人们如何改变饮酒行为。

下述内容可在咨询中应用：①要求患者列举并选择减少饮酒的预期好处，以增强改变动机；②要求患者制订并选择抵制或回避饮酒高风险场合的策略；③要求患者列举并选择结交不饮酒或低风险饮酒朋友的方法；④要求患者列举并选择应对孤独或无聊的建议；⑤关注抑郁并寻求治疗；⑥要求患者记录直接适用于自身情况的信息并由此制订“打破饮酒习惯计划记录表“；⑦如何坚持打破饮酒习惯计划等。

3）随访：在咨询方案中，如何维持行为改变应作为长期目标。咨询实施者应在制订、实施和维持阶段持续提供支持、反馈和帮助。因此，咨询后的定期随访至关重要。如患者进行顺利，随访可每半年一次或一年一次；如患者数月来无法执行指定的饮酒目标，应考虑接受下一步高层次的干预，即转诊进行专业强化治疗。

（2）酒精依赖的治疗：酒精依赖患者一般需要转诊至专科或精神科接受酒精戒断治疗，并制订长期、综合的治疗方案。在此过程中，需要对戒断症状、酒精相关的神经精神疾病进行针对性治疗，具体内容在相关章节进行介绍。这里只对酒精依赖的治疗进行概述。

1）戒酒治疗

A. 戒断：对于 AUDIT 筛查得分为 20~40 分的饮酒风险水平患者，符合酒精依赖诊断标准，即可进入治疗。戒断治疗是整个治疗的一部分，单独的戒断治疗对长期戒酒的作用非常有限，必须在完成急性戒断后进入后期治疗，才能实现酒精依赖的长期治疗目标。①启动急危重症治疗预案，快速进行全面的治疗前临床和实验室评定、确定治疗方案等；②全面评估患者依赖及戒断的严重程度，可采用酒精戒断状态评定量表（CIWA-Ar）进行定量评估，根据评估结果使用苯二氮䓬类药物替代治疗，对症处理精神症状；③系统回顾躯体疾病，并进行对症治疗，特别注意一些潜在的严重并发症，如消化道出血、急性胰腺炎、肺部感染、酒精性肝病、代谢和内分泌并发症等；④医护团队整体性治疗，加强基础护理、生命体征和精神科监护、水和电解质平衡、维生素特别是 B 族维生素的营养支持治疗；⑤其他支持性方案，如安静、支持性环境及对患者和家属的健康宣教；⑥治疗后期及时介入预防复饮治疗。

B. 减少酒精的使用量和频率：对于暂时不能进行酒精完全戒断的酒精依赖患者，必须劝告其减少酒精的使用量和频率，保持低风险饮酒。即每日饮酒不超过 2 个标准杯，同时确保即使是少量饮酒，1 周内至少也要 2 天不喝酒。告诫患者牢记喝酒时“标准杯”的数量概念，一般指一罐啤酒、一杯葡萄酒和一小盅烈性酒。

C. 减轻酒精依赖的严重程度：当酒精依赖患者还缺乏完全戒断动机时，可采用的治疗策略是减轻酒精依赖的严重程度。

进行相关知识宣教。患者常常没有充分认识到酒精依赖所带来的严重后果，也为继续饮酒寻找各种借口，所以必须清楚地告知诊断结论和治疗建议。让患者认识到酒精依赖是一种慢性反复发作的脑病，不及时戒断可能会造成比较严重的后果，促使患者考虑接受戒断治疗，或同意减少饮酒。当患者饮酒程度加重时，要鼓励其重新开始减少饮酒。

讨论制订饮酒目标。当患者不能完全戒酒时，可考虑如下干预策略：①同意在特定时间内饮酒；②与患者探讨一段时间（如 1~3 个月）的戒酒具体方案，帮助患者度过戒断反应期，帮助患者学习新的应对饮酒的方法；③同意逐渐减量最终到戒断状态；④与患者讨论适度饮酒。

建议参与互助小组。目前国内已经形成各类互助性以帮助戒酒为目的的治疗小组，如戒酒匿名会（Alcoholic Anonymous, AA）、戒酒俱乐部，帮助其进组，以获得帮助和促进个人成长。

开具处方药物。某些同意将戒断作为目标的患者选择门诊治疗，当他们符合一定的风险评估条件时，可考虑开具一些帮助戒断的药物，如口服纳曲酮、纳美芬等。

持续随访。安排随访预约，如果有必要，可包括药物支持治疗。这些干预的最终目的还是帮助患者建立和强化治疗动机，最终进入完全戒断治疗状态。

2）预防复饮：对酒精依赖患者来说，改变饮酒行为是一种挑战。戒断的第 1 年是最困难的，复发最常发生在此阶段。医师应保持对治疗的持续关注，对患者的最终病情改进保持乐观态度。

A. 复发因素评估及建议。如患者复发，应考虑如下因素：①是否服用酒精依赖治疗药物？如没有，可考虑开具药物并加强随访。②共病是否得到治疗？如伴随的抑郁焦虑症状在戒断超过 2~4 周仍持续存在，需进行相应治疗。③评估和解决其他可能引起复发的促发因素，包括压力事件、人际冲突、失眠、慢性疼痛、渴求、饮酒的高危场景等。④如患者未参加互助小组或未接受心理治疗，建议参加。⑤鼓励患者接受“复发是普遍的，但最终可以达到康复”的理念。⑥提供后续治疗，建议患者出现复发征兆时来就诊。

B. 处理渴求。渴求即渴望饮酒。渴求随时间的发展严重程度不同，时间越短，表现越为严重但戒酒半年内有逐渐加重的趋势，为心理渴求的潜伏现象。帮助患者为渴求做好准备很重要，目标是完全了解严重渴求是一个发作性和反复出现的过程。

推荐使用 3-D 疗法，具体为：①延迟，将饮酒决定延迟 1 小时，也许会也许不会饮酒，但可稍后再作决定，那时渴求程度已经下降；②分散注意力，在这个小时，将你的注意力从饮酒中转移开，去关注其他的活动；③停止，1 小时后，可以告诉自己，“我已经成功控制了酒瘾发作，下次一定也可以”。

C. 后续服务：总体指在高强度的治疗后，与医生或机构保持联系，目标在于维持治疗效果。康复的前 3 个月对于成功至关重要，存在复饮的高风险性。后续服务是综合性干预的重要部分，特别适合于有严重依赖，极大复饮风险的患者。可以采用电话随访或面谈（也可以借助自助方案，如酒精依赖自助团体（AA）和其他自助小组），与患者一起讨论治疗的进度及治疗结束后产生的任何问题。

D. 长期随访：这是综合性治疗方案的重要组成部分，长期目标为提高躯体和心理健康，改善社会功能。①继续鼓励患者降低或停止酒精摄入，经常讨论有效的可操作的干预措施，包括社会心理干预、自助团体以及药物治疗；②为患者提供他们使用酒精对生活负面影响的反馈，包括生物学测试和社会心理测试；③通过建议不要使用其他药物或提供药物滥用的治疗方案，降低多种物质滥用的危害程度；④监测处方类药物和补充使用的药物，以避免所使用的处方药与酒精相互作用；⑤使用一些方法来提高患者的参与度；⑥定期请相关的专业医疗组对躯体和精神疾病进行系统治疗和定期交流；⑦提供治疗，将躯体并发症降低至最低程度。

（三）规范化治疗程序

酒精有害使用与酒精依赖规范化治疗程序见图2-1。

（张克让　刘志芬）

三、酒精戒断综合征

酒精戒断综合征是中枢神经系统亢奋的一组症状，其发生时间为断酒或酒精减量以后。实验室、临床和遗传学的研究均显示戒断综合征的发展与中枢神经系统递质传递敏感性的改变有关。强调戒断综合征要早期治疗，因为症状会随着发作次数的增加而加重，对戒断综合征的恰当治疗可以减轻患者的痛苦，预防严重戒断症状的发生。住院治疗可以提供最安全的环境，适于中重度戒断的患者。

（一）临床评估与诊断

1. 评估　急性酒精戒断治疗前深入细致的评估非常重要，直接关系到个体化治疗方案的制订以及疗效的好坏。评估的内容如下。

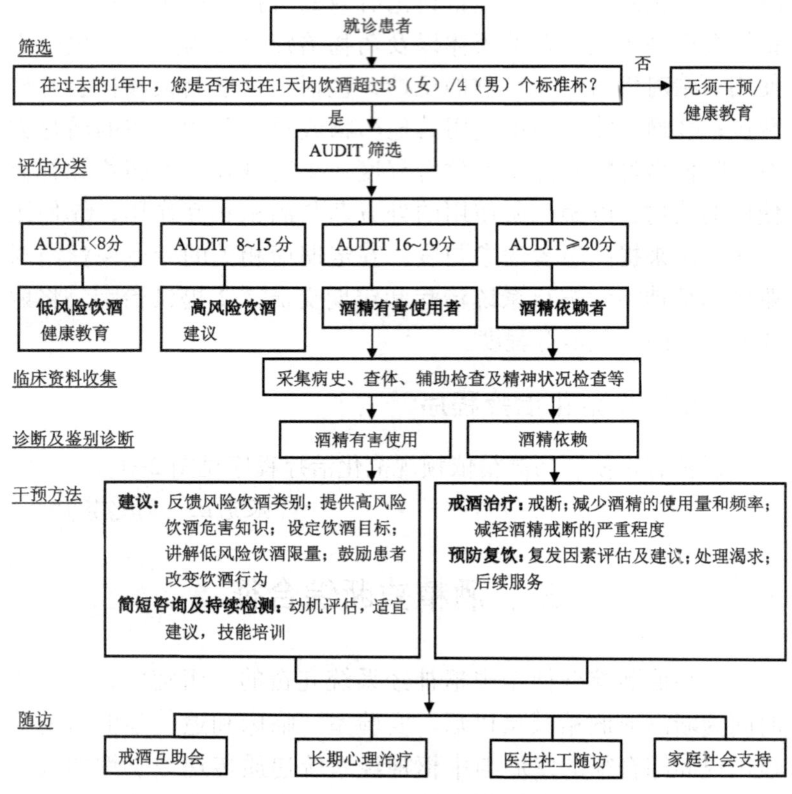

图 2-1 酒精有害使用与酒精依赖规范化治疗程序

（1）饮酒模式：准确的饮酒病史至关重要，包括最初饮酒年龄，每次饮酒量，饮酒频率和种类，每天饮酒的时间和方式，如是否有晨饮，与餐同饮还是睡前饮酒等。充分了解患者的饮酒模式有助于判断病情的严重程度和替代药物的给药方式。需注意向知情者而不是患者本人询问可能病史更可靠。

（2）既往治疗情况：应详细了解既往是否曾尝试戒酒，有无严重戒断反应如癫痫、震颤性谵妄等发生。若既往曾出现严重戒断反应，应警惕再次出现的风险。

（3）躯体情况和精神状态：应全面评估躯体情况，明确是否同时合并高血压、糖尿病、肝硬化等疾病，有无水、电解质失衡，以及营养状况等。同时筛查是否共病其他物质依赖、情感障碍、精神病性障碍等。稳定的躯体状态是患者顺利度过急性戒断期的基础。如共病其他躯体和（或）精神障碍，需同时治疗。这些疾病的共病容易出现重度戒断症状。

（4）当前饮酒情况：应详细了解患者近期的饮酒量和模式，最后一次饮酒的时间和饮酒量。所有这些资料均可作为第1天替代药物剂量的参考。

（5）是否同时使用其他成瘾物质：这种情况会加重酒精戒断症状，使得酒精戒断的处理更加困难。

（6）戒断反应的严重程度：评估当前戒断反应是否发生及其严重程度，关系到能否及时正确处理戒断反应，关系到患者的预后。内容如下。

1）体格检查和生命体征的测定：非常重要，有时量表不可替代。

2）量表的评估：国际上通用的CIWA-Ar（Clinical Institute Withdrawal Assessment for Alcohol）是评定戒断综合征最客观有效的量表，有比较好的信度和效度，是用于酒精戒断综合征最广泛的量表。量表由10项问题组成，总分67分。8分及以下为轻度戒断，不需药物处理；9~15分为中度戒断，需要药物干预；15分以上为重度戒断，如果不及时处理，会有严重的医学并发症发生。量表每4~6小时评定一次。实践证明，CIWA-Ar是能把戒断症状有效量化的一个工具，有助于脱瘾治疗期间的监测，指导药物的使用。

量表的作用：①协助戒断症状的诊断；②根据评定指导用药；③对重度戒断反应提出警示；④提示何时能够停用替代药物。

2. 诊断 酒精依赖在不同的文化背景下发生率大不相同。在传统的穆斯林居住区几乎见不到酗酒者，但在北美和欧洲有5%~10%的酒精依赖患者。但没有见过酒精中毒的医生很容易漏诊本病。本病漏诊的部分原因是由于患者的否认。患者的否认有很多原因：一方面，承认有酒精或药物问题会让患者感到很羞耻；另一方面，饮酒（即使在危险水平）是文化风俗的一部分，也是愉快社交的一部分，戒酒意味着这些活动的停止。另一个原因是，由于患者共病的躯体疾病急性发作在综合医院处理时忽略了酒精戒断问题。下面就诊断需考虑的几方面加以描述。

（1）戒断症状的发生原因和持续时间：酒精戒断综合征是在反复地、往往长时间和（或）高剂量地使用酒精后，在最后一次饮酒停饮或减量后出现的一组症状，往往发生在停饮6~8小时，如不给予药物，症状可能将在末次饮酒的72小时达到高峰，通常在7天内恢复。但某些躯体情况差、年龄较大的患者可能持续更长时间。发生的原因一种是由于躯体疾病或外伤而被迫非自愿停饮所致，另一种情况是患者自愿性停饮，其原因可能是由于对躯体疾病的顾虑或想戒酒。另外，患者在减少酒量时同样可以发生。

（2）酒精戒断的症状和体征：戒断综合征主要表现为躯体症状和精神症状。

躯体症状可以分为3组症候群：第一组为自主神经功能亢进症状，常见的症状为震颤、出汗、恶心、呕吐、焦虑和激越；第二组为神经系统兴奋症状，表现为癫痫，5%~15%的患者酒精戒断后会出现癫痫样大发作，既往曾经有酒精性癫痫的个体是酒精性癫痫再发的高危因素；第三组为意识障碍和震颤性谵妄症状，可以表现为意识模糊、定向障碍、幻觉、注意障碍等，如果不及时治疗，可能会由于呼吸和心脏衰竭而死亡。

大约只有5%的酒精依赖患者会出现严重的戒断症状。医疗条件欠佳、营养状况差、电解质的紊乱、合并躯体疾病是出现重度戒断症状的主要原因。

在严重的酒精戒断症状中酒精戒断所致幻觉的发生率为3%~10%。可以表现为幻听、幻视、幻触，震颤性谵妄作为酒精戒断最严重的并发症，其特点为兴奋、震颤、自主神经功能紊乱、发热、听/视幻觉以及定向力障碍。其发生率在5%，被认为是医学急症，如不及时处理，病死率会达到20%。

（3）严重的戒断综合征：酒精戒断所致癫痫、意识障碍包括震颤性谵妄是严重的戒断综合征。

癫痫常发生在最后一次饮酒后6~48小时内，血酒精浓度下降。发生率在酒精依赖患者中为2%~9%。既往有过戒断时癫痫发作病史者更容易再发作。如果不及时治疗，其在最后一次饮酒后6~12小时内的发生率为13%~24%。

酒精戒断所致的意识障碍是一种急性脑病综合征，特点为精神状态的紊乱、定向障碍、激越和活动过度。一般在最后一次饮酒后2~3天内发生，持续2~7天。有些患者会发生幻觉或其他知觉障碍，通常为幻视、幻触或幻听。可以伴有妄想。震颤性谵妄的特点为大汗、粗大震颤、高热和意识障碍。

（4）诊断标准：DSM-5关于酒精戒断综合征的诊断标准见表2-2。

（二）治疗原则与方法

1. 治疗目标 酒精脱瘾的目标有四方面：①打断患者的饮酒模式，每个成瘾患者在停止使用时都有可能进入新的阶段；②缓解酒精戒断症状；③预防严重并发症和严重戒断症状（癫痫发作、震颤性谵妄或死亡）的发生；④将患者过渡到维持长期康复治疗。

2. 治疗原则 急性酒精戒断治疗应遵循全面评估、个体化治疗、综合治疗的原则。

表 2-2 酒精戒断综合征的诊断标准（DSM-5）

A. 长期大量饮酒后，停止或减少饮酒
B. 诊断标准 A 中所描述的停止或减少饮酒之后的数小时或数天内出现下列 2 项（或更多）症状： ①自主神经系统活动亢进（如出汗或脉搏超过 100 次/分） ②手部震颤加重 ③失眠 ④恶心或呕吐 ⑤短暂的视、触或听幻觉或错觉 ⑥精神运动性激越 ⑦焦虑 ⑧癫痫大发作
C. 诊断标准 B 中的体征或症状引起具有显著的临床意义的痛苦，或导致社交、职业或其他重要功能损害
D. 这些体征或症状不能归结于其他躯体疾病，也不能用其他精神障碍来解释，包括其他物质中毒或戒断

（1）全面评估：有助于做出正确诊断，而只有正确的诊断才能及时准确和成功地处理急性酒精戒断反应。评估包括是否发生了戒断综合征及其严重程度，详细的酒精使用病史，还包括躯体疾病以及合用其他成瘾物质的病史。

（2）个体化治疗：值得注意的是，每个患者的病情严重程度不一样，就是同一位患者不同时期的戒断症状有时也不相同，所以个体化的治疗方案是最佳的。治疗方式也应在总原则下根据每个个体的社会、心理及躯体和经济状况的不同制订适合具体个体的治疗方案。

（3）综合性治疗

1）支持性治疗：①支持性心理治疗包括环境的选择、不断地保证和安慰、教给患者应对焦虑和渴求的技术等，这些措施能够减少环境刺激，提高患者应对戒断反应的能力，是患者能够平稳度过戒断期的重要保障。②躯体的支持性治疗包括营养的补充及脱水的处理、电解质紊乱的纠正。总之，支持治疗是成功处理戒断反应的关键。

2）药物治疗：①替代药物的使用，足量的替代药物能够减轻患者的躯体戒断反应和预防重度戒断症状的发生；②B族维生素和叶酸的补充，所有处于戒断期的患者均需补充B族维生素，叶酸能够纠正酒精所致大红细胞性贫血；③电解质紊乱的纠正。

3）合并的躯体疾病的治疗。

4）合并其他物质使用的处理。

（三）急性酒精戒断的治疗

1. 治疗前评估 急性酒精戒断治疗前的评估非常重要，直接关系到个体化治疗方案的制订以及疗效，是急性酒精戒断治疗的基础。值得注意的是，对患者的评估需要同时向患者和家属了解情况，有时家属提供的信息更可靠。具体评估步骤见前面章节。

2. 症状和分期 酒精戒断可根据自主神经系统激活程度、激越状态、是否存在幻觉和定向障碍分为轻度（一期）、重度（二期）或震颤性谵妄（三期）。

（1）轻度戒断（一期）：其特征为激越状态、焦虑、躁动、失眠、震颤、发汗、心悸、波动性心动过速和高血压，以及头痛。此外，患者还会经常感到食欲不振、恶心和呕吐。患者通常思维清楚，但可能有轻度的认知功能损害。

一期的症状可能在72小时内缓解，或患者可能继续发展至戒断的进行性阶段。一期中患者对酒精的渴求很高，他们可能明白恢复饮酒可以缓解这些使人不愉快的症状。

（2）重度戒断（二期）：往往发生在最近一次饮酒后24~72小时。患者表现为明显的激越状态、躁动、发汗和震颤。胃肠道症状比一期更为突出，伴有厌食、恶心、呕吐和腹泻。其他可能在二期观察到的表现包括窦性心动过速（心率可能超过120次/分）和收缩期高血压。患者可能意识模糊，但可重新定向。其他神经系统表现可包括癫痫发作、听幻觉或视幻觉。

（3）震颤性谵妄（三期）：发生在最近一次饮酒后72~96小时，据报道5%~12%的酒精依赖患者出现震颤性谵妄。这一期的特征为自主神经系统活动过度、发热、严重的心动过速和高血压、激越状态、大汗淋漓、幻觉和定向障碍。震颤性谵妄可致命。

（4）戒断所致癫痫发作：酒精戒断相关的癫痫发作发生于大约10%的酒精戒断患者中，且在已持续规律性饮酒多年的患者中更常见。如果不治疗，大约1/3患者的戒断性癫痫发作会进展为震颤性谵妄。

（5）其他症状：酒精性幻觉症指的是知觉改变（包括视幻觉、触幻觉或听幻觉），其中视幻觉最常见。酒精性幻觉症的风险可能与遗传因素和（或）维生素 B_1 吸收减少有关。酒精性幻觉症并不等同于震颤性谵妄。

3. 治疗 包括支持性治疗和药物治疗。

（1）环境的安排：环境的刺激可加重患者的戒断反应，所以，环境必须确保患者得到密切的监测和恰当的支持。安静、平和以及不可能得到酒的环境对于酒精戒断的处理非常重要，这样的环境可以明显减轻患者的焦虑和渴求。

住院治疗为酒精戒断患者提供最安全的脱瘾治疗环境。医务人员可以确保密切监测患者以及提供适当的支持。在医院的住院设备能够更好地为患者提供持续的照顾，使个体开始得到修复。而且治疗期间，住院患者脱瘾治疗使得患者难以接触到酒精或者其他成瘾物质。已确定的是患者对于住院治疗的依从性更高。既往存在显著戒断症状的患者、近期大量饮酒的患者以及既往存在酒精性癫痫或者震颤性谵妄的患者更适合住院治疗。一些严重的并发症和精神障碍也需要住院治疗。并且，已经经历多个脱瘾治疗的患者因为并发症的发生率增加，所以也建议住院脱瘾治疗。

门诊脱瘾治疗应该仅针对轻微戒断症状的患者，不伴有严重医学并发症、精神障碍、酒精性癫痫或者震颤性谵妄。门诊治疗需要有一个头脑清醒的人作为患者的陪同人员，需要他对患者每天的戒断症状、并发症以及生活规律进行评估。

（2）处理渴求：无论饮酒期和戒断期患者均会有渴求，渴求经常由情绪、某些环境和躯体不适而激发，通常是短暂发生（<1 小时）。让患者做好处理渴求的准备，和患者讨论停止饮酒的理由以及再端起酒杯的危害。

（3）饮食和营养状况：许多慢性饮酒者饮食情况差，存在营养不良，在戒断时容易出现脱水，所以应及时补液和补充饮食的营养。许多患者在戒断期出现恶心和腹泻的情况，清淡饮食此时比较适合。

（4）替代治疗：替代酒精的药物治疗是处理酒精戒断症状最常见的方式，脱瘾治疗使用足够的替代药物很重要。

1）苯二氮䓬类药物：由于这类药物能够增加 γ-氨基丁酸（GABA）受体的活动，具有抗焦虑、镇静和抗癫痫作用，而广泛用于酒精戒断综合征的替代治疗，尤其在北美。研究一致认为苯二氮䓬类药物能用于治疗戒断症状，利用苯二氮䓬类药物处理酒精戒断是目前全球的共识。因为苯二氮䓬类药物与酒精有交叉耐受性，作用于引起戒断症状的多个受体，同时具有抗癫痫作用和缓解焦虑作用，且应用安全。

不同的苯二氮䓬类药物半衰期长短不一，具有快速作用的长半衰期的苯二氮䓬类药物（如地西泮和氯氮䓬）在平稳缓解戒断症状方面具有优势，一般作为首选药物，其优点为作用时间长，不需要每天多次给药，能有效预防癫痫发作。但容易产生药物蓄积、共济失调和肝损害，对于老年人和肝功能不好的患者可能有过度镇静的风险。因此，对于肝功能不好的患者需要选择代谢较快的短半衰期苯二氮䓬类药物，如奥沙西泮和劳拉西泮，这两种药物几乎不从肝代谢，对于严重肝损害者是比较好的选择。相较于氯氮䓬和地西泮，劳拉西泮有多种服用方法，如口服、舌下含服、肌内注射。这些给药方法均可使药物很好地吸收，可能特别有效。

基于综述和荟萃分析，没有哪一种苯二氮䓬类药物在治疗戒断症状中显示出特别的优越性。苯二氮䓬类药物的选用需考虑临床因素，如年龄、肝功能状态，注意有无酒精戒断所致癫痫。将半衰期和肝代谢情况作为选用苯二氮䓬类药物较合理的参考。

短效苯二氮䓬类药物如劳拉西泮、奥沙西泮，由于其肌松作用和过度的镇静作用轻，对肝损害小，对于老年人、脑外伤和有呼吸系统疾病的人需用短效苯二氮䓬类药物。存在肝功能明显损害的患者，长效苯二氮䓬类药物会导致一些问题，如过度镇静、共济失调、意识障碍，因此要求药物快速代谢，短效苯二氮䓬类药物适用于这些患者。

使用苯二氮䓬类药物有 3 种给药方案：固定剂量给药、起始负荷剂量给药和症状触发治疗。

①固定剂量给药：是固定时间、固定剂量地使用苯二氮䓬类药物（如奥沙西泮每 6 小时使用 30 mg），即使当时没有戒断症状也照常给药。根据患者的情况估算出苯二氮䓬类药物的初始剂量，然后随着戒断症状的减轻逐步递减，直至停用。此种方法安全性和操作性较好，在门诊和会诊中最为常用，且已发现其可以有效预防严重的戒断并发症。此方案通常用于有中度戒断症状的患者，使用的药物多为长效苯二氮䓬类药物（如氯氮䓬）、短效苯二氮䓬类药物（如奥沙西泮）或抗癫痫药（如卡马西平）。剂量方案是在一整日分散给药，并在接下来的 4 日逐渐减少每日剂量。

②负荷剂量给药：快速、短期给予高剂量（负荷剂量）的长效苯二氮䓬类药物（如地西泮或氯氮䓬），药物水平通过自然代谢减少。通常氯氮䓬的起始剂量足以减少戒断症状及预防严重的戒断并发症。震颤性谵妄的处理一般需要负荷剂量给药。这种给药方式可能产生比所需要更强的镇静作用，治疗者要考虑到。

③症状触发给药：仅在患者经历显著的戒断症状时才给药，并定期监测生命体征和病情。这种方法需要医护人员能够及时正确地判断给药时机。1990 年首次描述这种方法，目前已越来越普遍地用于住院患者脱瘾治疗，因为此方法能够更快速地脱瘾，且用药总剂量更低。症状触发治疗可以有效地用于有轻度戒断症状的患者，应指导患者仅在出现戒断症状时用药（短效或长效苯二氮䓬类药物）。通常可以在数日内逐渐调整剂量至极少量或停药。酒精脱瘾苯二氮䓬类药物治疗通常需要大约 1 周。

2）其他药物：其他可能对治疗酒精戒断有帮助的药物如下，但证据均不如苯二氮䓬类药物。

①抗癫痫药物：用于减轻戒断症状和防治戒断所致癫痫发作，抗癫痫药物处理酒精戒断有一定的优点，如不会出现被滥用的风险。这些药物可以改善情绪和焦虑问题，有一些戒断症状如抑郁、激惹和焦虑也能有效果。抗癫痫药物通常不像苯二氮䓬类药物使人嗜睡，能够使患者更加快速地参与酒精戒断的治疗，特别提到的是卡马西平。但北美和澳大利亚更多地推荐使用苯二氮䓬类药物处理酒精戒断反应和癫痫发作。

②β 受体阻滞剂和 α_2受体阻滞剂（可乐定）：在预防癫痫发作方面不如苯二氮䓬类药物有效。可乐定作为一种减少持续的去甲肾上腺素能症状的辅助药物，可能有帮助，但一些专家推荐只在完成脱瘾治疗之后使用该药，因为可乐定可掩盖心率或血压的变化，从而干扰对急性症状的严重程度的评估。

③抗精神病药物：单独使用会增加癫痫阈值，也不能阻止

谵妄的发生，必须与苯二氮䓬类药物同时使用，以控制戒断的幻觉和激越等症状。当精神病性症状比较突出，或伴有激越影响治疗依从性时，需要合并小剂量的抗精神病药物治疗，但前提是在使用足量的苯二氮䓬类的基础上使用。当精神病性症状消失后即减停抗精神病药。目前在这方面还没有足够的对照研究。

（5）躯体并发症的处理：酒精戒断期的治疗经常需要附加许多治疗。身体检查中特别强调对心脏状况（心律失常、心力衰竭），肝疾病，胰腺疾病，消化道出血，传染病以及神经功能损害的检查，所有这些均是长期大量饮酒容易造成的疾病，一旦发现需及时治疗。

（6）支持疗法和电解质紊乱的处理及补充

1）补液：血液和细胞内的水分是维持新陈代谢的必需品，也用于维持心脏和肾功能。一些存在戒断症状的患者需要静脉补液来纠正呕吐、腹泻、出汗和发热引起的严重脱水。

2）电解质的补充：饮酒者经常会缺乏电解质，导致低镁血症、低钾血症、血磷酸盐过少等。这些物质在身体的新陈代谢中起重要作用。电解质紊乱可能导致严重甚至危及生命的代谢异常。低血镁表现为反射亢进、虚弱、难治性的低血钾、低血钙和心律失常，还可能与癫痫和谵妄有一定的因果关系。尽管身体低镁，血镁检查经常正常。随机研究并没有证实补镁治疗的效果，但因为对于没有肾功能障碍患者镁的补充是安全的，所以可以考虑常规补镁。

所有正在进行酒精脱瘾治疗的患者都应根据需要纠正血钾、血镁、血糖和血磷的缺乏。

（7）B族维生素的补充：韦尼克脑病是由于维生素 B_1 缺乏造成的急性脑病，常发生于慢性酒精依赖的患者。长期进食量少以及酒精抑制小肠吸收维生素，导致患者容易出现维生素缺乏，尤其是维生素 B_1 的缺乏。健康人口服吸收率为4.5%，而酒精依赖患者仅为 1.5%。

B 族维生素缺乏的临床表现为意识障碍（80%）、共济失调（20%）和眼肌麻痹（30%）。如不及时补充维生素 B_1，可造成低体温、低血压、昏迷和死亡，还可以造成不可逆性痴呆。

对于所有正在进行酒精脱瘾治疗的患者，均应常规给予含维生素 B_1 和叶酸的复合维生素，以预防韦尼克脑病的发生。且应在给予患者含葡萄糖溶液之前通过肌内或静脉注射给予维生素 B_1。B 族维生素的补充往往需要几周至数月。

（8）叶酸的补充：叶酸是红细胞合成需要的物质，缺乏叶酸会导致贫血。所以处理患者戒断的同时需补充足量的叶酸，直到体内叶酸水平恢复正常为止，往往需要几周至数月。

（四）震颤性谵妄的治疗

1. 震颤性谵妄发生的危险因素 ①既往发生戒断后癫痫的患者；②既往有震颤性谵妄病史的患者；③合并多种躯体疾病的患者，包括肝性脑病、脑外伤、硬膜下血肿、代谢异常；④合并其他药物的戒断；⑤长期大量饮酒者；⑥严重的戒断综合征患者。

2. 临床表现和发生时间 震颤性谵妄是最严重和威胁生命的酒精戒断形式，表现为整体精神状态的改变（全面紊乱）和交感神经过度兴奋，随之进展到心力衰竭。具体的症状为极度不安和激越，大汗、发热、粗大震颤，意识和定向力障碍，可以出现幻觉和妄想。由于患者极度消耗，可以合并脱水、严重心律失常、低血压、肾衰竭和肺炎。震颤性谵妄是急需处理的医学状况，因其具有高病死率，所以及早发现和治疗极为重要。

震颤性谵妄一般发生在最后一次饮酒后 72~96 小时，一般戒断症状往往在前 3 天较明显，不严重的患者常在 1 周之内平稳度过戒断期。但是，对于震颤性谵妄或既往有癫痫发作的患者，戒断期可能更长，往往需要数周甚至数月的住院治疗。据报道，5%～12%的酒精依赖患者出现震颤性谵妄。震颤性谵妄可致命，过去其病死率高达40%，然而采用恰当的医学治疗，其病死率低于5%。死亡多数因为头部创伤、心血管并发症、误吸、严重的电解质紊乱。

CIWA-Ar量表大于15分且有癫痫病史的患者必须马上用药，这样的患者要密切观察，以防发展成为震颤性谵妄。

3. 治疗 震颤性谵妄的患者需要监护、静脉补液和有效的镇静治疗（苯二氮䓬类药物和抗精神病药），同时必须积极治疗其躯体并发症。治疗必须个体化。

（1）支持性治疗：酒精戒断和震颤性谵妄时支持性治疗尤其重要，包括提供安静的环境，对患者不断安慰，反复评估，注重电解质的纠正，改善低钾、低磷、低钙和低镁的情况，对其他成瘾的同时治疗，对并发躯体情况的诊断和治疗，复合维生素和叶酸的使用和脱水的纠正。由于耗竭性的消耗，患者会出现低糖血症，葡萄糖的及时补充也很重要。

（2）不建议使用酒精来预防和治疗酒精戒断反应和震颤性谵妄，因为酒精有很多毒性，如造成胰腺炎、肝炎、胃炎、心肌病和骨髓抑制，并且乙醇的半衰期很短，很难监测患者的血酒精浓度。

（3）苯二氮䓬类药物的使用：就苯二氮䓬类的用量而言，可以在2～5分钟内静脉滴注地西泮10～20 mg；以后每2小时重复静脉滴注10～20 mg，持续6小时；以后每6小时静脉滴注10～20 mg，直至第24小时。另一种方案为口服地西泮，建议每小时20 mg，直至总量为80 mg。静脉注射咪达唑仑起始剂量5 mg，以后每小时静脉滴注2 mg，直至患者安静，需要密切观察病情变化。或每小时肌内注射劳拉西泮2 mg。如果患者仍不安静，可以同时应用抗精神病药。

应该采用负荷剂量给药，短时间内静脉或肌内注射大剂量苯二氮䓬类药物，直至患者安静但能被唤醒。

此阶段必须持续性监护患者。长效苯二氮䓬类如氯氮䓬或地西泮在预防戒断所致癫痫和震颤性谵妄上较短效苯二氮䓬类药物如阿普唑仑、奥沙西泮更有效。

多数专家建议间断注射地西泮是治疗震颤性谵妄的首选，必要时可注射劳拉西泮。对于那些对苯二氮䓬治疗效果不佳的患者，可以加用巴比妥或丙泊酚治疗。咪达唑仑由于其很短的半衰期，起效快，可以用于重症震颤性谵妄，进行持续性滴注。但临床研究并没有证实此药优于长效苯二氮䓬类药物。

对于重症戒断和震颤性谵妄的治疗，所有抗癫痫药均无足够的证据证明其有效性。

（五）酒精戒断性癫痫发作的治疗

1. 概述 酒精戒断性癫痫多发生于清晨，主要因为清晨血中酒精浓度低，而且光线可诱发肌痉挛阈值降低，使得痉挛更易发作。酒精戒断性癫痫发作多发生在断酒或减少酒量后24小时内，常以癫痫大发作形式出现，但很少出现连续大发作，多在戒酒后48小时内消失。癫痫发作通常为全身强直-阵挛性抽搐，多是单次发作，但也可以发作2~3次，每次发作可持续5分钟。应该评估有持续癫痫发作活动（癫痫持续状态）的患者是否有其他导致癫痫发作活动的原因。

大约1/3的酒精戒断性癫痫发作的患者可进展为震颤性谵妄，因而需要积极防治。首发癫痫应当给予治疗。

2. 治疗

（1）治疗环境：因酒精戒断性癫痫发作是极为严重的酒精戒断症状，应住院治疗，以保证患者在安静、安全的环境下得到仔细观察、全面治疗和护理。

（2）治疗方法

1）酒精戒断所致癫痫发作的预防：首选苯二氮䓬类药物。单用足量苯二氮䓬类药物可以有效预防癫痫发作。常用氯硝西泮、地西泮等长半衰期药物。抗痉挛药物如托吡酯、加巴喷丁、卡马西平，既可以通过抑制谷氨酸活性、兴奋 GABA 受体等起到与苯二氮䓬类药物相同的预防癫痫发作的作用，又有证据支持可以防止酒精依赖患者复发，因而理论上可以作为预防酒精戒断性癫痫发作的药物。但是很多治疗指南认为抗痉挛药物预防酒精戒断性癫痫发作的疗效并不肯定。

2）酒精戒断性癫痫发作的治疗：在癫痫发作时可以即刻静脉注射苯二氮䓬类药物控制发作。该疗法优点是作用快，1～3 分钟即可生效。推荐治疗方法为即刻静脉注射地西泮 10～20 mg，注射速度<2～5 mg/min。癫痫持续或复发可于 15 分钟后重复给药。同时，要保持呼吸道通畅、给氧、监护生命体征等。

（六）规范化治疗程序

酒精戒断综合征规范化治疗程序见图 2-2。

（李　冰）

四、酒精所致精神病性障碍

酒精对大脑具有神经毒性作用，长期饮酒可引起大脑结构和功能改变。酒精所致精神病性障碍是指由于长期或大量饮酒，在无明显意识障碍的情况下，出现幻觉、妄想等精神病性症状，可伴随情感、精神运动性兴奋或抑制症状。常被认为是在慢性酒精中毒的基础上发生的急性精神病性障碍。

（一）临床评估与诊断

1. 评估　酒精所致精神病性障碍的临床评估主要依据患者的饮酒史、临床症状特点及相关神经心理测评与实验室检查结果来进行。

(1) 病史采集：应及时向患者及家属了解既往病史，包括

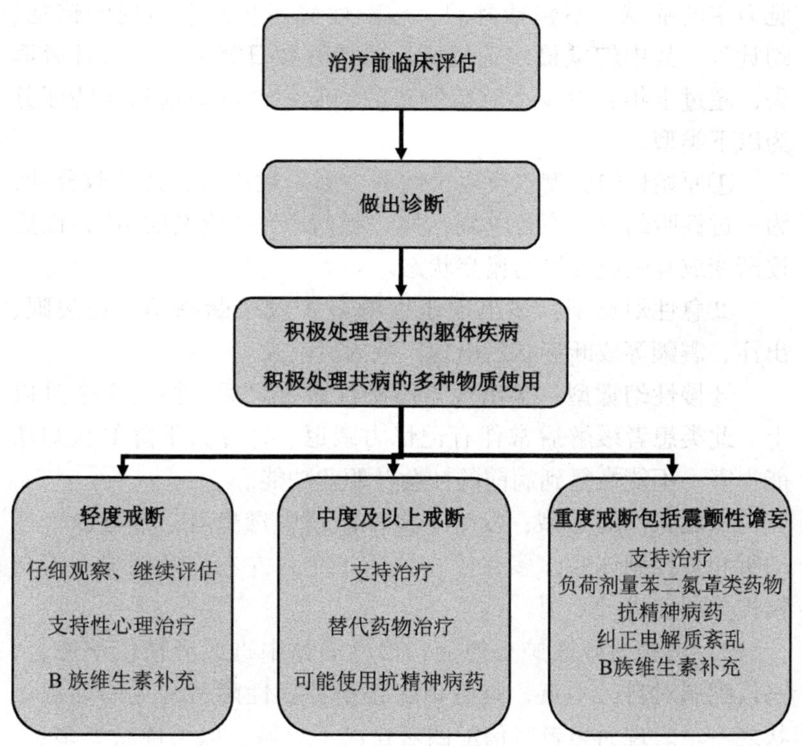

图 2-2　酒精戒断综合征规范化治疗程序

精神病史，躯体疾病史及酒精、药物使用史，应具体了解患者目前服用何种药物以及饮酒情况，如饮酒年限，每天饮酒次数和饮酒量，近期是否在饮酒，有无减量或停止饮酒，同时详细询问本次主要症状，并评估精神病性症状与饮酒的关系。

（2）临床特征：酒精所致精神病性障碍包括酒精所致幻觉症，酒精所致嫉妒妄想症，酒精所致偏执症等。其中以酒精所致幻觉症与酒精所致嫉妒妄想症最为常见。

1）酒精所致幻觉症：慢性酒精中毒或酒精依赖患者习惯性

饮酒或大量饮酒后（通常在停止饮酒后 24~48 小时）出现以幻觉为主的症状，不包括醉酒，震颤性谵妄状态下出现的错觉、幻觉等。其中幻觉最多为幻听，可持续数日、数周、数月后消失，超过半年者较少。酒精所致的幻觉症，可根据临床特征分为以下类型。

①原始性幻觉型：产生于饮酒中断后数小时，持续数分钟，为一过性听幻觉，声音单调，如“敲门声”“枪发射声”，以后逐渐变成耳鸣或发展为谵妄状态。

②急性幻觉型：多出现于饮酒减少或中断酒精，在失眠、出汗、震颤等戒断症状后出现，数周后消失。

③慢性幻觉型：多出现于震颤性谵妄之后，持续 3 个月以上。此类患者缓解后常伴有记忆力减退、计算力下降等认知功能损害，不能恢复到病前的社会及职业功能。

④症状性幻觉型：发生于慢性酒精中毒患者，常有命令性幻听和被控制体验，多在停止饮酒 1 个月左右症状明显。需与精神分裂症进行鉴别。

2）酒精所致嫉妒妄想症：慢性酒精中毒或酒精依赖患者，坚信配偶对自己不贞，是酒精所致精神病性障碍常见的妄想症状之一。表现为患者坚信配偶对自己不忠诚，以男性患者多见。早期患者可进行与嫉妒妄想无关的社会活动。后期随着脑病变加重，嫉妒妄想荒谬离奇，如怀疑妻子与父亲甚至少年儿童相爱等。

（3）体格检查：应进行详细的体格检查，尤其是神经系统检查，排除其他躯体疾病。需要注意患者是否存在戒断症状或其他躯体疾病，常见有肝功能异常、心功能受损、上消化道出血、低血糖、高血糖、高血压、电解质紊乱。

（4）精神检查：酒精所致精神病性障碍患者除应进行常规的全面精神状况检查以外，应着重注意患者有无冲动伤人、毁物攻击行为或潜在风险，以此决定是否需要立即采取相应的医疗干预；同时，应评估患者的认知功能有无受损，了解患者饮酒前后的人际关系变化，评估患者是原发性人格障碍还是继发性人格改变。

（5）辅助检查

1）神经心理测量：常用《酒精使用障碍筛查量表》（AUDIT）、《密歇根酒精依赖筛查量表》（MAST）、《阳性症状和阴性症状量表》（PANSS）、《简明精神病量表》（BPRS）、《汉密尔顿抑郁量表》（HAMD）、《汉密尔顿焦虑量表》（HAMA）、《简易智能状况检查》（MMSE）、《明尼苏达多项人格调查表》（MMPI）等量表进行相关症状的评估。

2）实验室检查：应进行全血细胞计数、血生化、肝功能、甲状腺功能、维生素 B_{12}、叶酸、HIV、脑电图、心电图、颅脑CT扫描等检查。尤其需要重视颅脑磁共振或CT检查，常可见皮质性萎缩和脑室扩大。

2. 诊断 ICD-10、DSM-Ⅳ及DSM-5诊断系统对于酒精所致精神病性障碍的诊断标准基本一致，诊断要点如下。酒精依赖患者在意识清晰状态下出现以下情况。

（1）症状标准：①生动的幻觉，常为听幻觉，也可能涉及多种感官的幻觉，常伴有人物定向障碍；②妄想状态，以嫉妒和被害妄想为主；③精神运动性兴奋或抑制，也可出现木僵状态；④情感症状，可从极度恐惧到销魂状态。

（2）可发生在饮酒期间或急性期停止饮酒后，精神病性症状持续时间较短，典型病例在1个月内至少部分缓解，6个月内痊愈。

（3）社会功能严重受损。

（4）排除其他精神活性物质加重或诱发的精神障碍（如精神分裂症）、心境障碍，偏执性或分裂性人格障碍等。

3. 鉴别诊断 酒精所致幻觉症或嫉妒妄想症应与精神分裂症、偏执性精神病、偏执性人格加以鉴别，其中最主要的鉴别点为前者有酒精依赖史。前者往往发生在酒精依赖患者戒酒后不久，病程短暂，预后较好。

（二）治疗原则与方法

1. 治疗原则 一旦诊断为酒精所致精神病性障碍，一般应转诊至精神专科或戒酒专科进行治疗。根据患者实际情况选择是否住院治疗。

治疗时应遵循以下原则：①全面评估患者是否合并需紧急处理的躯体状况，在支持性治疗的基础上积极控制精神病性症状；②系统评估患者潜在的风险及安全性，与家属共同保护患者安全，必要时在监护人的同意下采用强制性治疗；③制订合理、科学的戒酒方案，并由家属或医务人员监督执行，或者在控制急性症状后及时联系戒酒专科接受进一步戒酒治疗。

2. 治疗方法

（1）药物治疗

1）精神病性症状的治疗：对于幻觉、妄想等精神病性症状，推荐选用第二代抗精神病药物，如利培酮（1～6 mg/d）、奥氮平（5～15 mg/d）、喹硫平（100～600 mg/d）、阿立哌唑（5～20 mg/d）、齐拉西酮（40～160 mg/d）等口服。对兴奋激越症状明显者，可肌内注射氟哌啶醇 2.5～10.0mg/次，必要时可以重复使用，一般每天最大剂量不宜超过 20 mg。抗精神病药物的使用应缓慢加量，待精神病性症状消失后逐渐减停药物，维持治疗的时间没有具体规定，视患者的具体情况而定。

2）抑郁、焦虑症状：对于伴随抑郁、焦虑症状明显，持续时间较长，影响社会功能的患者，可同时合用抗抑郁药物［如 5-羟色胺再摄取抑制剂（SSRI）、5-羟色胺/去甲肾上腺素再摄取抑制剂（SNRI）及去甲肾上腺素和特异性 5-羟色胺能抗抑郁剂（NaSSA）等］，如氟西汀（20～40 mg/d）、帕罗西汀（20～40 mg/d）、舍曲林（50～150 mg/d）、西酞普兰（20～40 mg/d）、艾司西酞普兰（10~20 mg/d）、文拉法辛（75~225 mg/d），氟伏沙明（50~200 mg/d）、米氮平（30~45 mg/d）等。其中焦虑症状突出的患者，可使用抗焦虑药物丁螺环酮（20~60 mg/d）、坦度螺酮（20~60 mg/d）及苯二氮䓬类药物，其中苯二氮䓬类药物应避免长期使用，以免造成药物滥用。抗抑郁、焦虑药物的使用应缓慢加量，待症状消失后可逐渐减停药物，维持治疗的时间没有具体规定，视患者的具体情况而定。

3）精神运动兴奋的治疗：伴随精神运动兴奋症状，尤其是有攻击、激越行为者，可使用地西泮 10 mg 或更高剂量等效的苯二氮䓬类药物肌内注射、持续滴注，以控制严重的焦虑、激越或精神病性行为，直到患者出现满意的镇静状态（剂量要个体化）。若苯二氮䓬类不能很好地控制精神病状态，可选用氟哌啶醇 2.5~10.0 mg/次，肌内注射，每日 2~3 次，一天总量不宜超过 20 mg。也可选用利培酮、奥氮平等第二代抗精神病药物常规剂量口服。同时，要特别注意躯体及生命体征的监测。

4）认知功能损害症状的治疗：对认知功能损害明显者可试用改善脑功能的药物。改善脑循环为主的药物包括灯盏花素、长春西汀、天麻素等；抗氧自由基免疫调节药物包括薄芝糖肽等；保护及修复营养脑神经药物包括奥拉西坦、脑复康、脑蛋白提取物等。一般疗程为 7~10 天，视患者的具体情况而定。

（2）其他治疗

1）戒酒治疗：酒精依赖为酒精所致精神障碍的根本所在，因此戒酒及预防复饮是每个酒精所致精神障碍患者的重要治疗内容。具体方案见酒精依赖戒酒治疗的相关章节。

2）社会心理干预：与其他酒精相关障碍一样，酒精所致精神障碍患者同样需要通过长期的社会心理干预纠正其心理行为障碍，改变不良的生活方式，使之最终摆脱酒精依赖，适应社会生活。心理治疗的目标包括激发患者的治疗动机、提高患者的自信心和自我效能，提高治疗的依从性，心理行为的校正，提高心理应对技能，预防复饮，改善家庭关系以及建立社会支持系统等。常用方法如下，治疗者可以根据个体状况选择使用。

①动机强化治疗。该方法是采用一定的治疗策略，帮助患者认识到自己目前存在或潜在的问题，促使患者改变自己酒精依赖的行为。该方法适用于那些不愿意改变自己，或对是否改变自己处于犹豫不决或矛盾状态的患者。

②认知行为干预。该方法是根据认知过程影响行为的理论假设，通过认知和行为技术帮助患者改变其不良认知，从而矫正不良行为。该方法应用广泛，几乎适用于各类酒精依赖患者。

③预防复发治疗。该方法是根据酒精及其他药物依赖的临床特点，由 Marlatt 等应用认知行为技术发展起来。其目的是帮助患者识别复发的高危情景，保持对复发的警惕性，加强自我控制及学习应对各种复发高危情景的技巧，以避免复发。该方法是目前酒精依赖治疗领域中最常使用的心理干预方法。

④家庭治疗。该方法从家庭系统角度解释个人行为，认为个体的改变有赖于家庭整体的改变。家庭治疗是酒精相关障碍治疗中的一个重要环节，往往可以在成功戒酒和促进家庭关系方面有较好的效果。

⑤社会干预，主要包括后继服务、自助与互助组织。通过这些方式改变家庭、社会环境，为患者的康复提供支持性环境。

（3）残留性或迟发性精神病性障碍的治疗：残留性或迟发性精神病性障碍是指由于酒精所致的认知、情感、人格或行为改变，持续时间超过了酒精的直接效应所能达到的合理期限。此类患者尤其要重视与被使用药物所遮盖，药物作用消退后又重新显露的原本就存在的精神障碍相鉴别。

关于专门针对酒精所致的残留性或迟发性精神病性障碍相关研究较少，临床中除采取适量抗精神病药物长期治疗外，应特别注重心理治疗，并充分配合工作、娱乐等方面的行为治疗以及家庭治疗。

（三）规范化治疗程序

酒精所致精神病性障碍规范化治疗程序见图 2-3。

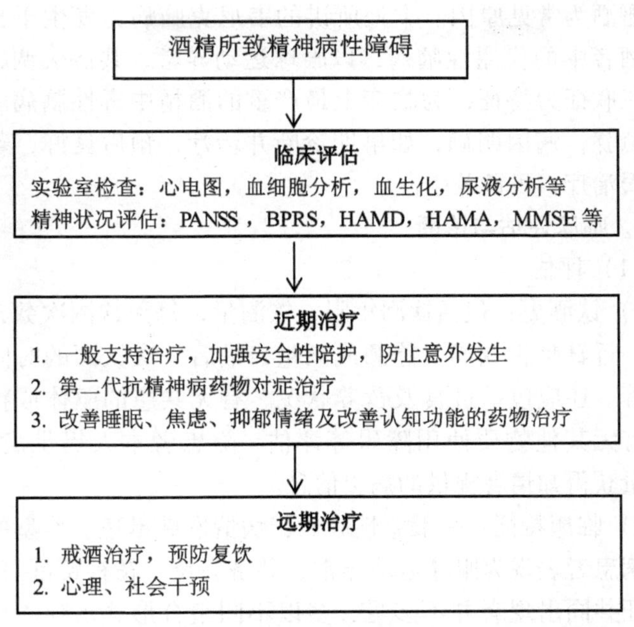

图 2-3　酒精所致精神病性障碍规范化治疗程序

（张克让　刘志芬）

五、酒精中毒性脑病

酒精中毒性脑病是因长期大量饮酒而发生的急性或慢性器质性脑病，包括韦尼克脑病、酒精中毒性遗忘综合征、酒精中毒性痴呆。

（一）韦尼克脑病

韦尼克（Wernicke）脑病为多种原因引起的硫胺素（维生素 B_1）缺乏所导致的急症。在引起维生素 B_1 缺乏的众多原因中，酗酒为常见原因。本处所讲的韦尼克脑病为发生于长期大量饮酒者中的代谢性脑病，以眼球运动异常、共济失调、精神错乱三联征为特征，为临床上最严重的酒精中毒性脑病。该病起病急骤，病因明确，如早期诊断并治疗，预后良好；若误诊及延误治疗，可危及生命。

1. 临床评估与诊断

（1）评估

1）饮酒史：包括饮酒年限，饮酒量，每天饮酒次数，饮酒种类，近日是否饮酒、停酒或减量，最后一次饮酒的时间及饮酒量等。还应包括进食及营养状况、有无共患的躯体或精神疾病、有无其他物质使用障碍等评估。除患者本人提供病史外，应尽量获得知情者提供的病史信息。

2）临床特征：一般急性起病，病情发展迅速。典型的韦尼克脑病患者表现为眼球运动异常、共济失调、精神错乱三联征。三联征共同出现者并不多见，多以不同组合形式出现。最早出现眼球震颤，随后出现共济运动障碍。约 80% 的患者可出现精神症状。

①眼球运动异常：可表现为眼球震颤和眼肌麻痹。眼球震颤早期出现，亦可能在凝视麻痹经治疗改善以后才明显（如完全外展麻痹患者眼球震颤不明显，随着外展麻痹的缓解，眼球震颤可能出现）。眼球震颤常由“三向凝视”引起，即向左或右侧水平凝视时引起的水平性眼球震颤，或向上凝视时引起的垂直性眼球震颤。眼肌麻痹多表现为部分眼肌麻痹，如上睑提肌麻痹引起眼睑下垂，双侧外直肌麻痹引起眼球外展障碍及复视，瞳孔括约肌麻痹引起光反射迟钝或消失以及调节功能不良。全

眼肌麻痹较少见，双侧眼球固定于中央，向各个方向凝视麻痹。在呈现的各种眼征中，以外展运动障碍最多见，其次为垂直运动障碍和凝视麻痹。水平性眼球震颤多于垂直眼球震颤。

②共济失调：小脑性共济失调，常以躯干和双下肢为主。轻者表现为步态不稳，步态小且缓慢，步基增宽，直线行走不能，易于倾跌。重者数天之内即可发展到难于站立及行走，并伴有言语含糊、构音不连贯等现象。指鼻试验、跟膝胫试验、Romberg 征阳性等。

③精神症状：轻者表情淡漠，举止随便，对周围环境无兴趣，注意力不集中，时间、地点和人物定向力差，或表现为嗜睡。重者精神错乱、谵妄状态，定向力和记忆力严重障碍通常伴有不同程度的意识障碍。

④其他伴随症状或体征：约 1/3 的患者伴有多发性周围神经病。多数患者可伴有低体温、低血压和心动过速。部分患者还可伴有肝病、心力衰竭、胰腺炎等并发症。

3）神经影像学检查：CT 可见双侧丘脑和脑干低或高密度病变，25%的患者中脑导水管周围可见低密度区，但对诊断无特异性，帮助不大。MRI 检查较为敏感，第三脑室及中脑导水管周围对称性分布的长 T1、长 T2 信号，是本病的特征性表现，有早期诊断价值。特征性 MRI 表现为乳头体、丘脑、第三脑室、丘脑中背侧柱、中脑导水管周围区域对称性异常信号影，T1WI 呈低信号，T2WI、FLAIR 及 DWI 呈高信号，急性期由于血-脑脊液屏障破坏病灶可强化。MRI 的其他表现有乳头体、小脑蚓部及大脑萎缩，其中以乳头体萎缩最明显。乳头体萎缩被认为是韦尼克脑病特征性神经病理异常，是维生素 B_1 缺乏的特殊标志，也是韦尼克脑病与阿尔茨海默（Alzheimer）病的鉴别特征。

4）实验室检查：血清维生素 B_1 水平降低，酮醇基转移酶活性降低，丙酮酸脱氢酶活性降低，血清丙酮酸或乳酸升高，有助于诊断。

（2）诊断：在 ICD-10 使用酒精所致的精神和行为障碍或 DSM-5 酒精相关障碍中，均未单独列出韦尼克脑病的诊断及诊断标准。

目前诊断主要根据饮酒史和临床特征来诊断，神经影像学检查和实验室检查作为辅助和鉴别诊断措施。典型的韦尼克脑病三联征并非共同出现，即使出现也较难辨认，再因急性酒精中毒本身就可表现为精神错乱和共济失调，故韦尼克脑病易于漏诊和误诊。尸检研究显示，韦尼克脑病临床诊断率（0.2%~0.5%）较病理诊断率（1%~3%）约低 80%。在韦尼克脑病三联征中，以眼球运动异常最为突出并最具特征性。如患者不出现眼球运动异常，则诊断本病有一定困难。近年来，典型的韦尼克脑病已日益少见，部分是由于患者的眼肌麻痹及意识障碍经维生素治疗多可很快恢复的缘故。

临床上如果患者有明确的酗酒史，且符合下述中的 2 点，即应高度怀疑韦尼克脑病：①急性意识模糊或意识改变；②动眼神经功能异常；③共济失调或其他小脑功能异常；④具有明显的营养不良病史，并有低血压或体温降低之一。

临床上确诊韦尼克脑病需要满足以下要点：①患者有长期酗酒、营养不良等病史；②以持续的眼球运动异常、共济失调、精神错乱三联征为临床特征；③维生素 B_1 治疗有效；④排除其他原因引起的急性器质性脑病。

诊断时应注意与颅内感染、头部外伤、脑血管疾病、代谢障碍等引起的脑器质性疾病加以鉴别。除详细了解病史、全面体检外，MRI 以及与维生素 B_1 缺乏相关的实验室检查将有助于鉴别诊断。

2. 治疗原则与方法 韦尼克脑病属于临床急诊范畴。尸检研究显示 80% 的韦尼克脑病患者在生前未得到诊断或被误诊，因此，一旦怀疑是韦尼克脑病，则应立即进行救治。

（1）治疗原则：疑似韦尼克脑病就立即救治；经胃肠道外

途径快速大量补充维生素 B_1，尽可能消除韦尼克脑病相关症状或体征，避免发展为遗忘综合征或智能障碍；妥善处理精神症状；积极进行躯体支持治疗；停止饮酒并妥善处理戒断综合征，保持戒酒状态；缓解后及时进行神经认知功能评估，以便及早发现可能存在的神经认知障碍并实施干预；恢复社会功能。

（2）治疗方法

1）经胃肠道外途径快速大量补充维生素 B_1：及时并充分补充维生素 B_1 是最重要的措施，治疗应与诊断性检查同时进行。目前对应用维生素 B_1 的最佳剂量、剂型、治疗时间或日用次数仍无一致定论。鉴于血浆中游离维生素 B_1 的半衰期仅 96 min，每日 2~3 次给药优于单次给药。目前美国推荐的治疗方案为，对那些怀疑为韦尼克脑病的患者，至少给予维生素 B_1 100~200 mg，连续肌内注射 5 日。欧洲神经学会联合会推荐，维生素 B_1 200 mg，每日 3 次，最好以静脉注射代替肌内注射（应注意维生素 B_1 的制剂是否适合静脉注射），一直使用至韦尼克脑病症状和体征没有进一步改善为止。英国 NICE 有关高危或确诊韦尼克脑病或韦尼克-科萨科夫综合征患者的预防指南中，推荐对酒精滥用或依赖者，如果存在营养不良、失代偿性肝病、急性酒精戒断或准备医疗戒酒前及其过程中，均应口服维生素 B_1 作为预防性使用，剂量应为处方集中推荐剂量的上限。如果医疗条件允许，应先胃肠道外使用维生素 B_1，而后口服维生素 B_1 维持。对韦尼克脑病患者的初始治疗为胃肠道外使用维生素 B_1 至少连续 5 天，后续维生素 B_1 口服治疗。此外，尚有学者认为酒精滥用患者的维生素 B_1 需求量较非饮酒人群高，推荐 500 mg，3 次/日，口服或肌内注射治疗，但目前尚无证据证明超过推荐剂量有明确的疗效。胃肠道外使用维生素 B_1 后均应后续口服维生素 B_1 维持。

在维生素 B_1 补充治疗过程中需注意以下几点：①由于葡萄糖注射液能促发或加重韦尼克脑病，因此在进行葡萄糖输液治疗前，务必首先给予维生素 B_1 治疗；②酒精滥用及营养不良患者的胃肠道对维生素 B_1 的吸收不稳定，口服维生素 B_1 治疗效果较差，因此尽可能选用其他途径使用维生素 B_1；③补充维生素 B_1 的同时应注意镁及其他维生素的补充，如其他 B 族维生素，因为 B 族维生素之间有协同作用，一次补充全部 B 族维生素要比分别补充效果更好；④合并低钠血症者宜缓慢纠正，因为维生素 B_1 缺乏时脑桥中央髓鞘对钠离子浓度改变敏感性增高，快速纠正低钠血症将可能导致脑桥中央脱髓鞘；⑤在补充维生素 B_1 前禁用激素，激素可阻止丙酮酸氧化，使意识障碍加深；⑥尽管肌内注射维生素 B_1 安全、简便、有效，但肌内注射足量的维生素时可能会出现局部疼痛。

2）妥善处理精神症状：可参阅震颤性谵妄进行处理。

3）积极进行躯体支持治疗：韦尼克脑病患者常伴发营养不良以及其他躯体疾病，应在其他相关科室联络-会诊下积极进行躯体支持治疗。

4）停止饮酒并妥善处理戒断综合征：请参阅酒精戒断综合征的治疗。

5）特征性症状或体征缓解后应及时进行神经认知功能评估，包括记忆和智力评估，以早期干预。

多数学者认为早期给予大剂量 B 族维生素有一定疗效，可终止疾病的发展，临床表现可部分或完全逆转，但同时需戒除饮酒。如治疗及时，眼肌麻痹可在 24 小时内恢复，眼球震颤可在 1~2 周恢复；一般认为，眼球运动障碍 1 周左右开始恢复，多数患者在 1~2 个月内完全恢复；共济失调在 1~4 个月内逐渐好转，大约只有 40%的患者恢复到较满意的程度；精神症状取决于治疗前的持续时间，多不能完全恢复。总体预后较差，约 17%的患者在急性期死亡，幸存者中约 80%可能发展为遗忘综合征。

（二）酒精中毒性遗忘综合征

酒精中毒性遗忘综合征，又称科萨科夫综合征，由俄国精神病学家 Korsakoff 最先报道，以其名字命名，是发生在慢性酒精使用的过程中、以慢性近记忆损害为主的综合征，远记忆也可受累，但即刻回忆保留。往往有明显的时间界定障碍、事件发生时序障碍以及新知识学习困难。虚构及人格改变亦可存在。其他认知功能常常保持相对良好，或遗忘程度明显严重于其他认知功能障碍而不成比例。

多数病例由韦尼克脑病发展而来。近年来较普遍认为韦尼克脑病与科萨科夫综合征为同一疾病的不同发展阶段，韦尼克脑病为科萨科夫综合征的早期表现，即韦尼克脑病代表急性期，科萨科夫综合征代表韦尼克脑病的持续性过程；且两者在病因及病理方面有共同性，故有韦尼克-科萨科夫综合征之称。但并非所有的科萨科夫综合征均由韦尼克脑病发展而来，也有部分科萨科夫综合征患者病程中并无韦尼克脑病发作史。

1. 临床评估与诊断

（1）评估

1）饮酒史：参见前面章节的饮酒史评估。

2）临床特征：意识清晰状态下存在明显的记忆障碍，以近事遗忘、错（虚）构、定向障碍为特征。

①近事遗忘：是本综合征的突出和严重症状。由于近记忆力受损，学习新知识能力下降，不能保留新近获得的信息，导致对发生在几天之内的事件或经历不能回忆。也可由近及远地逐渐发展到远事遗忘。

②错构：是一种记忆的错误。患者弄错事件发生的具体时间、地点以及先后次序，或将过去所发生的事件或经历重新组合，并坚信这是真实的事件或经历。

③虚构：患者将过去事实上从未发生的事件或经历说成确

有其事，其内容荒谬，变化不定。这可源于患者对既往发生的事件不能回忆，常常杜撰一些事件来填补记忆中的空白。

④定向障碍：对时间、地点或人物定向错误，时间定向错误尤为明显。

⑤其他认知功能障碍：可存在一定程度的认知功能障碍，但严重程度明显轻于记忆障碍。可表现为抽象概括和形成困难，学习新知识困难，特别是不能回忆新近接触过的人名、地名和数字，思维转换困难。患者自发性言语和动作减少，自知力和判断力受损。感性认知功能也常受到影响。

⑥其他表现：可发生不同程度的多发性神经炎、肌肉萎缩和肌肉麻痹，腱反射减弱，轻微眼球震颤。

3）记忆功能评估：轻度记忆障碍患者需要采用特殊神经心理测验才能识别。韦氏记忆测验得分明显低于正常人，但韦氏智力测验结果应在正常范围内。临床记忆量表成绩下降，行为记忆量表成绩下降。另外尚有数学-符号替换测验、听觉词语记忆测验等可供记忆功能评估使用。

4）神经影像学检查：脑 CT 及 MRI 多有脑皮质萎缩、脑室扩大、脑沟增宽等改变，但缺乏特异性。其他脑电图、肌电图、肝 B 超、心电图、血细胞分析、血生化等检查有助于进一步辅助或鉴别诊断。

（2）诊断：在 ICD-10 使用酒精所致的精神和行为障碍中单独列出了遗忘综合征的诊断及诊断要点。在 DSM-5 酒精相关障碍中将遗忘综合征包含在酒精所致的神经认知障碍中。

目前主要根据饮酒史、临床特征和记忆功能评估结果来诊断，神经影像学检查和其他辅助检查作为辅助和鉴别诊断措施。

参照 ICD-10，酒精中毒性遗忘综合征的诊断要点如下：①存在慢性（尤其是高剂量）使用酒精的病史或客观依据；②存在近记忆障碍，学习新资料能力受损；③时间感受障碍，可表现为错构或虚构（并非诊断的必需条件）；④情感欣快或淡漠、缺乏始动性和倾向于自我忽视的继发性人格改变（并非诊断的必需条件）；⑤无即刻回忆损害、意识障碍及广泛的认知损害；⑥应排除其他以记忆损害为突出表现的器质性综合征（如痴呆或谵妄）、分离性遗忘症、伴记忆损害的抑郁障碍以及以记忆丧失为主诉的诈病等；⑦社会功能受损。

2. 治疗原则与方法

（1）治疗原则：停止饮酒并保持戒酒状态以消除病因；早期采用各种措施以促进记忆及其他认知功能恢复；加强功能训练以提高社会适应能力。

（2）治疗方法：目前尚无循证依据充分的有效药物治疗措施。临床上改善认知障碍的药物包括促智药、麦角生物碱类制剂、钙离子拮抗剂、银杏叶提取物、胆碱酯酶抑制剂、兴奋性氨基酸受体拮抗剂（美金刚）等，尚缺乏针对符合酒精中毒性遗忘综合征诊断标准的患者进行的疗效研究。大量维生素 B_1 治疗对记忆障碍的改善不明显。记忆功能训练对记忆功能的恢复有一定帮助。

（三）酒精中毒性痴呆

酒精中毒性痴呆是长期大量饮酒导致的以慢性智能损害为主的慢性脑病综合征，该慢性智能减退足以妨碍个人日常生活。酒精所致智能损害与酒精直接的神经毒性有关，也可能与维生素 B_1 缺乏有关。酒精中毒性痴呆与韦尼克-科萨科夫综合征的病理基础及临床表现部分相同。酒精中毒性痴呆患者病程中可有也可无韦尼克-科萨科夫综合征发作史。

1. 临床评估与诊断

（1）评估

1）饮酒史：参见前面章节的饮酒史评估。

2）临床特征：多数患者隐袭起病，以慢性进行性的智能损害为主要表现，涉及记忆、思维、定向、理解、计算、学习能力、语言和判断功能等多方面的损害，如抽象概括能力减退，难以解释成语或谚语，掌握词汇量减少，不能理解抽象意义的词汇，难以概括同类事物的共同特征，判断力减退等。

临床上智力检查应根据被试者的文化水平、生活经历、社会地位等方面的因素，选择合适内容进行检查，参考内容包括一般常识、专业知识、记忆力、计算力、理解力、抽象概括能力、分析判断能力等。

躯体功能评估可存在多种躯体功能的不可逆性病理损害，应着重评估有无肝硬化、心肌病、多发性周围神经病等。

3）认知功能评估：可进行简易智能状态检查、临床痴呆评定量表、认知能力筛选检查、韦氏智力测验、日常活动能力量表等量化评定认知功能，有助于临床诊断。

4）辅助检查：CT 或 MRI 可显示脑室扩大，脑皮质特别是额叶显著萎缩等。脑电图可出现低波幅慢波。心电图、心脏超声、腹部（肝）超声、肌电图、血常规、血生化、出血和凝血功能等检查，均对躯体功能评估和鉴别诊断有重要意义。

（2）诊断：在 ICD-10 使用精神活性物质所致的精神和行为障碍所列的临床状态中，将痴呆或其他持久的认知障碍包括在残留性或迟发性精神病性障碍中。在 DSM-5 酒精相关障碍中将痴呆包含在酒精所致的神经认知障碍中。

目前主要根据饮酒史、临床特征和智能功能评估结果来诊断，神经影像学检查和其他辅助检查作为辅助和鉴别诊断的措施。

参照 ICD-10 中的描述，酒精中毒性痴呆的诊断要点如下：①存在慢性（尤其是高剂量）使用酒精的病史或客观依据；②以慢性进行性的智能损害为主要表现，包括记忆、思维、定向、理解、计算、学习能力、语言和判断功能等损害；③无意识障碍；④日常生活能力或社会功能受损；⑤上述症状的存在和功能损害至少已经 6 个月；⑥排除其他原因导致的器质性智能损害（阿尔茨海默病和血管性痴呆等）、精神发育迟滞、假性痴呆（如抑郁性痴呆等）、归因于社会环境极度贫乏和教育机会受限的认知功能低下、服药导致的医源性认知功能低下等。

诊断时应注意以下几点：①上述要点为临床诊断要点，诊断还应参考认知功能量化评估结果；②诊断酒精中毒性痴呆时，需与慢性酒精中毒戒断出现的意识改变相鉴别，终止饮酒 3 周以上，上述痴呆症状仍然存在，可以诊断本症；③判断是否存在痴呆时，应特别注意避免假阳性；④角色功能变化（如保持或寻找工作能力下降）不能成为诊断痴呆的标准，因为角色扮演是否恰当存在较大的跨文化差异，并且在某一特定文化背景中能否获得工作常受外界变化的影响；⑤年轻的慢性酒精中毒患者出现视空间认知障碍、知觉协调运动障碍，可能是酒精所致痴呆的早期表现，应及时采取治疗措施，以防止疾病发展；⑥除上述智能损害和记忆减退外，患者常伴有情感障碍（淡漠、敌意、抑郁、情绪控制力差等），意志减退，社会行为或动机衰退等。

2. 治疗原则与方法

（1）治疗原则：停止饮酒并保持戒酒状态；早期采用各种措施以促进智能恢复；加强生活照顾以提高生活质量；加强功能训练以提高社会适应能力。

（2）治疗方法：停止饮酒是最根本的治疗措施，应积极在有条件的专业机构戒酒。参照《中国痴呆诊疗指南》加强对患者的护理以及对照料者提供咨询和支持。

临床上改善认知障碍的药物包括促智药（吡咯烷酮类药物），胆碱酯酶抑制剂（多奈哌齐、石杉碱甲、加兰他敏和卡巴拉汀），麦角生物碱类制剂，钙离子拮抗剂，银杏叶提取物，兴奋性氨基酸受体拮抗剂（美金刚）等，尚缺乏针对符合酒精中毒性痴呆诊断标准的患者进行的疗效研究。

当酒精中毒性痴呆患者伴有心理行为障碍时，可酌情使用精神药物。

记忆康复训练、认知康复训练、心理社会功能康复训练等有益于酒精相关脑功能损害的恢复。

（四）规范化治疗程序

酒精中毒性脑病规范化治疗程序见图2-4。

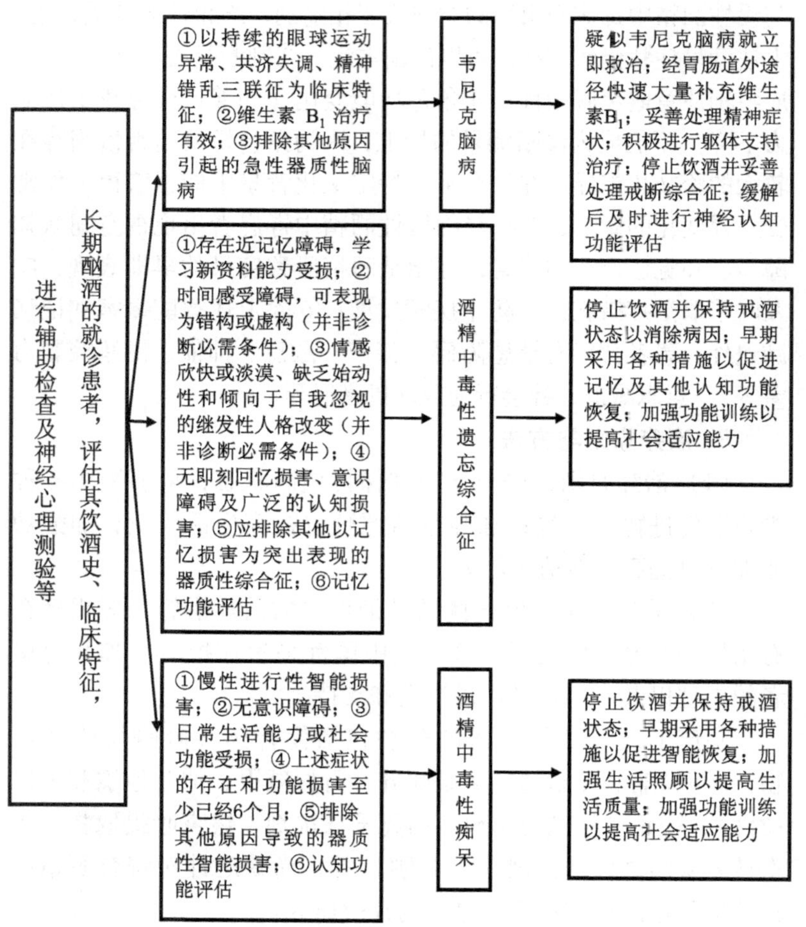

图2-4 酒精中毒性脑病规范化治疗程序

（张瑞岭）

六、风险及预后

除上述内容之外，酒精相关障碍防治的重要环节还包括饮酒（复饮）风险因素的评估及其预防，以期就诊者保持不饮酒、控制性饮酒或戒酒状态。

（一）饮酒的风险因素

酒类饮品的存在及酒精的成瘾特性是饮酒的必要条件，但是否饮酒、饮酒程度、酒精依赖的发生与下列风险因素有关。

1. 社会人口学因素

（1）性别：国内调查显示，男性、女性年饮酒率分别是74.9%、38.8%，3个月饮酒率分别是63.8%、18.3%。无论是饮酒率或酒精滥用（依赖）患病率，男性均高于女性，不同文化环境中有较大差异。女性饮酒率有上升趋势。

（2）年龄：饮酒率随年龄增长而增加，40~50岁达高峰，然后下降。饮酒有低龄化趋势，出现酒精依赖的年龄有所提前。多数文献中45岁以上人群酒精滥用（依赖）的患病率低于45岁以下人群。

（3）种族：中国少数民族（如鄂伦春族、傣族、白族）酒精依赖患者多于汉族。亚洲和东方人出现过度饮酒以及最终导致酒精相关障碍的风险较低。

（4）职业：国内调查显示，酒精依赖患病率以重体力劳动者最高，科技人员最低。国外调查显示，某些职业群体酒精滥用的风险较高。

2. 心理因素

（1）负性情绪：烦恼、苦闷、孤独、紧张、焦虑、忧愁、抑郁等负性情绪是饮酒的重要动因，人们常将饮酒作为应对负性情绪的方式。

（2）人格因素：酒精依赖者常有羞怯、内向、孤独、活动过多、急躁、易激惹、焦虑、过度敏感等人格特征；具有冒险和寻求新奇刺激、反社会或焦虑等人格特征的个体有较高的饮酒风险。

（3）学习（模仿）因素：酒精依赖后代不仅可以从父母处学习饮酒行为，并且趋向于模仿父母的饮酒模式。

（4）精神病理因素：酒精依赖常与其他精神障碍合并存在，或继发于其他精神障碍。但酒精依赖与其他精神障碍的关系难以确定，可能互为因果。

3. 社会文化、经济、环境因素

（1）社会文化因素：一种文化对饮酒持接纳还是排斥态度对饮酒行为有显著影响。大多数文化接纳饮酒行为。我国自古就崇尚饮酒，被社会普遍接受，甚至在一些特定场合饮酒必不可少。我国饮酒习惯在席间劝酒，一定程度上促进了饮酒行为。我国还常以酒为药，“药酒”随处可见。饮酒祛病强身的观念对老年人饮酒的作用不应低估。少数文化对饮酒持排斥态度，如伊斯兰教义认为饮酒是一种罪恶，故在伊斯兰社会中较少出现酒精相关障碍。多数文化在接纳饮酒行为的同时，又对饮酒行为做出某种规范，起到防止饮酒过度的作用。

（2）经济因素：酒精依赖发生率与酒消费总体水平及经济水平有关。随着经济发展，各国酒总产量（尤其是啤酒和果酒）逐年上升，酒产量的增加势必会带来酒消费的增加。

（3）环境因素：长期生活于寒冷和潮湿地区的人群以及从事重体力劳动者酒精依赖的患病率最高，其饮酒原因绝大多数是借酒抗寒、解乏或助眠等。

4. 生物易感因素 对酒精的代谢速度不同，耐受性也就不同。如亚洲和东方人由于醛脱氢酶的特殊变异，对酒精的代谢速度慢，耐受性低，出现过度饮酒以及最终导致酒精相关障碍的风险较低。

（二）复饮的风险因素

有研究显示约 50% 的酒精依赖患者在急性期戒酒结束治疗后 3 个月开始再次饮酒。酒精依赖复发的风险在治疗后 6 个月内最高，随后逐渐降低。酒精依赖为“慢性复发性脑病”的性质决定了戒酒后复饮现象是普遍的。

较多研究从不同侧面研究了复饮的影响因素。影响复饮的因素众多，存在明显个体差异。个体因素包括不良情绪状态、不良应对方式、不良人格、不能有效应对心理渴求、不能有效应对不良生活事件、不能有效应对高危复饮情景、不能有效利用家庭及社会支持、伴有失眠或慢性疼痛等。家庭因素包括不良家庭环境及不良婚姻状态。社会因素包括不良生活事件、不良社会环境、社会支持网络不健全等。另外，酒精依赖程度严重（饮酒量大，饮酒次数多），不能坚持药物维持治疗，不能坚持心理、社会康复治疗，共患的精神障碍（如焦虑或抑郁）未得到恰当治疗等，均与复饮高风险有关。

（三）复饮的预防措施

一旦患者急性期戒酒成功，复饮预防就成为酒精依赖治疗领域的重点及难点。复饮预防措施包括药物维持治疗以及心理、社会干预。

1. 药物维持治疗 现有证据显示，戒酒硫、纳曲酮、长效纳曲酮和阿坎酸钙等用于酒精依赖的维持治疗，具有肯定的预防复饮作用。

（1）戒酒硫：属于酒精增敏剂，能抑制肝细胞乙醛脱氢酶，使酒代谢停留在乙醛阶段，服用期间饮酒可引发较为严重的乙醇-戒酒硫反应；反复人为地引发该反应可有助于建立对酒的条件性厌恶反射，使嗜酒者对酒望而却步。适用于成年无精神病史且自觉戒酒者，更适用于急性戒酒后进行专业康复项目之前。

应在医疗监护下并停酒 24 小时后使用。每次口服 0.25～0.5g，每日 1 次，可持续 3～6 个月。应特别警告患者服药期间不要饮酒，否则会发生危险。患有心血管疾病和年老体弱者应禁用或慎用。关键问题是服药依从性低，需要采取各种措施以增加服药依从性。目前戒酒硫未在国内上市。呋喃唑酮也有类似作用，可供临床试用。

（2）纳曲酮：阿片受体拮抗剂，可能通过降低酒精奖赏效应而减少患者酒渴求。许多研究证实纳曲酮能有效降低饮酒所致的欣快感，减少酒精依赖患者的饮酒量，降低复饮率。特别是与心理治疗联合使用可以明显改善预后。纳曲酮每日剂量为 25～50 mg。长效肌内注射纳曲酮使用方便，只需每月肌内注射一次，增加治疗依从性。纳美芬（nalmefene）为新型阿片受体拮抗剂，一些欧盟国家批准用于酒精依赖的治疗。研究表明，接受纳美芬治疗的酒精依赖患者，6 个月后严重酒精滥用天数及酒精消费总量均显著降低。临床试验中使用纳美芬片剂的剂量为 20～80 mg，低剂量组耐受性较好，疗效与高剂量组相似。国外生产的 Selincro 每片含纳美芬 18 mg，推荐剂量为每日 1 片。推荐在有饮酒渴求前或饮酒前 1～2 小时内整片吞服。

（3）阿坎酸钙：GABA 受体激动剂，通过刺激 GABA 抑制性神经递质及降低谷氨酸能兴奋作用而发挥效应，即重建兴奋性和抑制性神经递质之间的平衡。不但有一定抗渴求作用，能减少饮酒行为和戒酒后复发，而且也能控制急性戒断症状。常用剂量为每日 3 次，每次 2 片（每片 333 mg），随进食服用，推荐治疗时间 3～6 个月。一般主张在停止饮酒 3～7 天后开始给药，也有学者认为可以在急性戒断期开始给药。体重较轻（<60 kg）患者推荐每日 4 片。阿坎酸不经过肝代谢，耐受性较好，少有药物间的相互作用。

（4）托吡酯：抗惊厥药物，可增加 GABA 介导的神经元活性，拮抗 AMPA 及 KA 谷氨酸受体。研究显示，服用托吡酯的酒精依赖患者每日饮酒量显著减少，保持操守天数显著增加，并可减少患者强迫性饮酒念头，降低无法自控的自动性饮酒。起始剂量每日 50 mg，1 周后每日 100 mg，分 2 次口服。此后可每周增加 1 次剂量，每次增量 50 mg，最高剂量可达 200～300 mg。

另外，一些研究显示，抗抑郁剂（如选择性 5-HT 再摄取抑制剂）不仅可治疗酒精依赖及戒酒治疗后伴发的抑郁及焦虑障碍，也可降低对酒的渴求和饮酒量。5-HT1A 受体部分激动剂丁螺环酮能够有效地缓解患者的焦虑情绪，减少饮酒量。碳酸锂也有试用于戒酒者治疗的研究，但是结果并不一致。

上述药物机制不同，不同的药物联合使用能否增加疗效，证据有限且结果不一致。其中以纳曲酮与阿坎酸钙的联合使用较受重视。多数证据显示两者联合使用比较安全。

2. 心理、社会干预 尽管上述药物维持治疗有助于预防复饮，但心理、社会干预依然是帮助患者长期保持戒断、预防复饮的基础性措施。心理、社会干预的基本目标是：激发戒酒者改变的动机；提高治疗依从性；提高自信心及自我效能；提高心理应对技能；矫正不良心理行为问题；重建健康生活方式；提高复饮预防能力；改善家庭关系；建立社会支持系统；矫正不良人格。上述目标依据患者所处的不同治疗阶段而有不同的侧重点。心理、社会干预一般由受过专业训练的心理咨询或治疗师、社会工作者、康复工作人员、护士等负责实施。实施中应遵循以下基本原则：治疗师应对患者现状保持中立、非批判性态度，对患者的改变保持乐观态度；治疗师应扮演恰当的治疗角色，采用以就诊者为中心的模式，与患者沟通、商讨、制订治疗目标，而非给患者规定治疗目标，并强调患者在改变中应负主要责任；应着力建立良好的治疗关系；采取综合性干预措施。实施中也应掌握以下基本技巧，以期更好地实现治疗目标：倾听、共情、提问与澄清、鼓励与重复、简述或反馈、指导、解释、重构、面质、总结等。

此处介绍的心理、社会干预方法主要针对影响酒精依赖患者康复及复饮的心理、社会因素。目前已经发展了较多的心理、社会干预方法及策略，从不同角度和层面来帮助矫正酒精依赖患者的个体心理行为问题，提供支持性家庭及社会环境，帮助患者长期保持戒断，其效果也被许多研究所证实。主要包括个体心理行为干预、家庭干预及社会干预等，并推荐针对患者的治疗需求，综合使用各种干预方法，以获得最佳效果，最大可能促进患者康复。具体内容可参见《酒精相关障碍的诊断与治疗指南》和《成瘾行为心理治疗操作指南与案例》。

（1）个体心理行为干预：是在个体层面上矫正个体心理行为问题，改变不良生活方式，帮助患者长期保持戒断。个体心理行为干预主要包括动机强化治疗、认知行为治疗、复饮预防治疗等，也最具循证基础。个体心理、行为干预多以个体形式进行，也可以团体形式进行。干预方法的选择应根据患者所处的治疗阶段，治疗早期以动机强化治疗为主，治疗中后期以认知行为治疗和复饮预防治疗为主。

（2）家庭治疗：是在家庭层面上改变家庭环境，为患者康复提供支持性家庭环境，建立健康的家庭生活方式，帮助患者长期保持戒断。临床实践中可结合实际情况采用功能性家庭治疗、简要策略家庭治疗、多系统治疗等治疗模式。

（3）社会干预：是在社会层面上改变社会环境，为患者康复提供支持性社会环境，建立健康的社会生活方式，帮助患者长期保持戒断。主要包括后继服务和社区自助与互助康复组织。

尽管有上述药物维持治疗以及心理、社会干预等用来降低复饮，但研究显示多数酒精依赖者在戒酒治疗后 1 年内复发。下列因素通常预示着患者有较好的预后：对问题实质有良好自知力；有稳定的居住环境和家庭支持；能够继续工作；具有延迟愿望满足的能力；能够建立满意的情感联系。

为防止过度饮酒和酒精相关障碍，参照“疾病的三级预防模式”，既可采取措施降低人群整体酒消耗（一级预防），也可对过量和有害饮酒者进行早期干预（二级预防），还应对酒精依赖者进行积极康复治疗（三级预防）。

（张瑞岭）

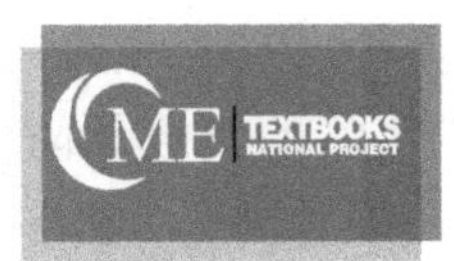

苯丙胺类物质相关障碍

第 3 章

苯丙胺类物质是作用最强的拟交感神经胺类中枢兴奋剂之一。苯丙胺类物质可分为以下 4 类：兴奋型苯丙胺类；致幻型苯丙胺类；抑制食欲型苯丙胺类；混合型苯丙胺类。苯丙胺类物质是目前最为流行的滥用物质之一，根据《2014 年中国禁毒报告》，截至 2013 年底，滥用冰毒人员 84.7 万名，同比上升 42.1%，占使用者总数的 34.2%。

所以，明确苯丙胺类物质使用障碍和中毒的临床表现及诊断，采用综合措施进行规范化治疗，是解决苯丙胺类物质依赖问题的关键。

一、苯丙胺类物质使用障碍

苯丙胺类物质使用者在长期使用后会逐渐形成依赖性，导致不能自制地、大量地使用，且停药或骤减用量后可出现戒断症状，甚至严重的精神症状，从而造成对个体或社会的危害。一般认为，苯丙胺类物质躯体依赖症状不明显，更多为精神依赖。本文在此进行重点介绍。

（一）临床评估与诊断

1. 评估　苯丙胺类物质使用障碍及戒断的临床评估主要包

括心理测查、躯体检查和实验室检查，应了解使用者使用药物的剂量、频度、方式等，同时应考虑个体因素，例如遗传因素、遗传药理学特性、耐受性、精神病史、既往滥用史、人格因素、年龄、性别和种族等。

进行临床评估时，首先要建立良好的医患关系，对苯丙胺类物质使用者进行访谈，其任务主要包括：①揭示物质滥用与当前主诉之间的关系；②诊断成瘾综合征；③探究使用者成瘾的后果（躯体疾病、精神健康、社会和家庭关系及经济与就业状况）；④确定使用者改变动机的水平；⑤提供合理的干预。还应参照物质使用障碍的诊断标准对苯丙胺类物质使用障碍中的物质依赖和物质滥用进行鉴别。应仔细询问使用者的家族史、个人史、治疗史等，并进行详细的体格检查以确定使用者有无其他共患的躯体疾病，进行精神检查确定使用者有无情感、认知等方面的异常，以帮助诊断和制订治疗方案。

（1）病史资料：应尽可能获得详细的苯丙胺类物质使用的情况，包括使用原因，使用的时间、频度、剂量，使用方式，使用后的感受及表现，末次使用时间等。询问是否合并使用其他成瘾性物质，既往有无其他精神疾病或心理障碍病史等。

（2）临床特征：使用苯丙胺类物质，尤其是静脉使用后，使用者很快出现头脑活跃、精力充沛、能力感增强等，数小时后出现全身乏力、倦怠、精神压抑、沮丧。

中等剂量的苯丙胺类物质可导致舒适感、警觉增加、注意力集中、运动能力增加等，还可表现为头昏、精神抑郁、焦虑、激越、注意减退等，依个体情况（耐受性、药物剂量等）会有所不同。

长期使用可能出现刻板行为或者类偏执型精神分裂症表现，包括被害妄想、视或听幻觉、敌对性和冲动性行为、躁狂-抑郁状态及人格和现实解体症状、焦虑状态、认知功能损害等，还可出现明显的暴力、伤害和杀人犯罪倾向。

长期、大量滥用苯丙胺类药物后，停止使用数小时至数周可出现渴求、焦虑、抑郁、疲乏、失眠或睡眠增多、精神运动性迟滞、激越行为等症状，还可能出现明显的自杀观念和戒断性谵妄。

（3）躯体检查：对使用者的躯体症状主要根据以下几点进行评估，包括一般状况（营养状况、体重、有无中毒或戒断症状），生命体征（体温、呼吸、脉搏、血压），皮肤（有无注射痕迹、沿静脉走行的瘢痕、皮肤感染等），眼睛（瞳孔大小等），口及咽喉（反复的口腔感染、溃疡，注意有无获得性免疫缺陷综合征可能），神经系统（有无麻木感、周围神经损伤表现）。

苯丙胺类药物依赖的躯体戒断症状及体征通常不明显，躯体依赖并非成瘾的必要条件。

（4）实验室检查

1）常规检查：包括血、尿及便常规，肝、肾功能，心电图，心肌酶等。还应行梅毒血清学检查和 HIV 检测。

2）苯丙胺类物质检测：苯丙胺与甲基苯丙胺在服用后 20 分钟内可以在尿中出现，且排泄很快，苯丙胺在人体的半衰期为 7~11 小时，剂量的 30%以原型排泄，尿 pH 值降低时，半衰期缩短。排泄率和排出原型药的量随尿液 pH 值不同有所差异。碱性尿在 24 小时中排出率约为 45%，其中 2%为原型药；而酸性尿 24 小时排出率约为 78%，其中 68%为原型药。口服苯丙胺 5 mg 后 29 小时仍可在尿中检出原型药，故应尽早对使用者的尿标本进行分析，检测时限为 1~3 天。筛选方法一般使用体外检测商品试剂盒进行测定。确证法通常根据检测需要可选用气相色谱法、气质联用和高效液相色谱法等。

（5）心理及精神评估：评估使用者成瘾及心理依赖的严重程度可使用成瘾严重程度指数量表（ASI）及视觉类比量表（VAS）。对精神症状进行评估可使用症状自评量表（SCL-90）、焦虑自评量表（SAS）、抑郁自评量表（SDS）、汉密尔顿焦虑量表（HAMA）、汉密尔顿抑郁量表（HAMD）和简明精神病量表（BPRS）等。也可使用韦氏记忆测验（WMS）和韦氏智力测验（WAIS）、威斯康辛卡片分类测验（WCST）和连线测验等评估认知功能。

苯丙胺类药物所致的精神病性障碍可在长期滥用药物后逐渐出现，也可在一次大剂量滥用后发生，其症状表现与偏执型精神分裂症相似，应注意鉴别。

由于苯丙胺类物质使用障碍及戒断所引起的精神症状较为明显，所以在临床评估中，还应该注意对原发性精神障碍与物质滥用引起的障碍加以鉴别。尽管有时确定精神障碍和苯丙胺类物质使用障碍之间的关系非常困难，但治疗前、中、后反复地评估共病情况，并由此做出的判断对治疗决策有着决定性的意义。区别两者最可靠的方法是观察使用者戒断4周后精神症状是否改善或消失。如果使用者在物质使用之前出现精神病性症状和征象，则可能为原发性精神障碍，还应继续排除或确定是否合并物质使用障碍；若使用者的精神病性症状和征象伴随或在物质使用后即刻出现，则可能是物质滥用引起的障碍。但是，如果患者在滥用中或戒断后，表现出严重的精神、情绪症状，并且远远超过了成瘾性物质在相应的用量和时间上可能引起的症状，这些精神、情绪症状就可能是其他独立的精神疾病引起，需要考虑诊断成共病。如果直接由使用或过量使用引起，应考虑中毒；如果在停止使用药物7~14天之后出现，则应考虑是由戒断引起的。若精神病性症状和征象在物质停用1个多月后出现，可能是原发性精神障碍，应评估使用者是否符合物质使用障碍标准，并要求持续时间和完全康复的程度。另外，病史线索、精神病家族史等也可协助诊断。如果使用者同时被诊断为苯丙胺类物质使用障碍和原发性精神障碍，则为共病障碍。

2. 诊断　物质使用障碍包括物质滥用及物质依赖。苯丙胺类物质使用障碍及戒断主要依靠详细的病史、精神障碍的诊断、躯体检查及相关检查等进行诊断。

（1）参照ICD-10对苯丙胺类药物依赖的诊断标准，在以下几项中，以往12个月内发生或存在3项以上即可诊断为苯丙胺类药物依赖：①具有非医疗目的使用苯丙胺类药物的强烈意愿；②对苯丙胺类药物使用行为的开始、结束及剂量难以控制；③使用苯丙胺类药物的目的是减轻或消除戒断症状；④减少或停止使用苯丙胺类药物后出现戒断症状；⑤使用苯丙胺类药物的过程中耐受性逐渐增加；⑥不顾社会约束，使用的（时间、地点、场合等）自控力下降；⑦由于使用苯丙胺类药物逐渐丧失原有的兴趣爱好，并影响到家庭、社会关系；⑧知道使用苯丙胺类药物的危害仍坚持滥用；⑨减少或停止使用苯丙胺类药物后出现戒断症状，重新使用时剂量较前增加。

除参照以上诊断标准外，诊断时还应注意以下几点：①末次使用苯丙胺类药物48小时内的尿毒品检测结果；②病史、滥用药物史及有无与之相关的躯体并发症如病毒性肝炎、结核等，还应注意有无精神障碍、人格障碍等心理社会功能的障碍；③使用者的一般情况、生命体征、意识状况，有无注射痕迹，有无相关的精神症状；④性病、获得性免疫缺陷综合征和病毒性肝炎等传染病的检测结果等。

（2）鉴别诊断

1）脑器质性疾病及躯体疾病所致的精神障碍：躯体疾病与精神症状在时间上密切相关，患者病变部位不同，会出现相应的症状和体征，可加以鉴别。体格检查、实验室检查及影像学检查有助于鉴别。

2）精神分裂症：使用者有苯丙胺类物质滥用史，幻觉、妄想等症状与苯丙胺类物质的使用在时间上具有相关性。苯丙胺类物质检测阳性有助于进行鉴别，但应注意共病障碍。

3）其他成瘾物质所致的精神障碍或其他药物急性中毒：苯丙胺类兴奋剂滥用者中的多药滥用现象很常见，根据用药史、滥用药物的种类和剂量以及实验室检测结果加以鉴别。

（二）治疗原则与方法

1. 治疗原则 苯丙胺类物质使用障碍的治疗多为对症处理，需同时给予心理、行为矫正治疗。对于偶尔滥用苯丙胺类药物、尿检阳性，但无明显精神症状及功能损害的使用者，无须采取特殊治疗措施，可视情况给予心理咨询或心理、行为治疗。

对戒断的治疗目前尚无可推荐的替代药物。保证充足的睡眠和营养，大部分症状可在几日后逐渐消失，不需要特殊处理。部分使用者在停药后出现较为严重的抑郁，可持续数周或更长时间，需要密切注意，防范自杀。

2. 相关精神障碍的治疗

（1）焦虑、抑郁：出现焦虑症状时，建议使用苯二氮䓬类药物，如阿普唑仑0.4 mg口服，每日2~3次，应注意防止此类药物的滥用。如焦虑症状持续存在，可给予丁螺环酮、坦度螺酮等非苯二氮䓬类药物。

若使用者存在严重的抑郁、乏力、渴求等症状，可使用抗抑郁药物，如5-羟色胺再摄取抑制剂，包括氟西汀20~40 mg/d口服、帕罗西汀20~40 mg/d口服、舍曲林50~150 mg/d口服；也可使用去甲肾上腺素和5-羟色胺再摄取抑制剂，如文拉法辛75~150 mg/d口服；还可使用去甲肾上腺素和特异性5-羟色胺再摄取抑制剂，如米氮平15~30 mg/d口服。若使用三环类抗抑郁药，如丙米嗪，则从小剂量25 mg/d口服用起，逐渐增加到100~150 mg/d口服。

（2）幻觉、妄想：苯丙胺类物质使用者可出现急性精神障碍，表现为幻觉、妄想等症状，绝大多数服用者上述症状在停止吸食后的2~3天内即可消失。症状严重者，建议使用非典型抗精神病药物，如利培酮2~4 mg/d口服或奥氮平5~20 mg/d口服，也可用氟哌啶醇2~10 mg/d口服，视病情轻重调整剂量，待幻觉、妄想症状消失后逐渐停止使用。有研究显示使用电休克疗法治疗甲基苯丙胺依赖所致的难治性妄想和错觉，首次治疗效果显著，当使用者于1年后复吸时，再次进行电休克治疗，精神病性症状仍得到了改善。

（3）谵妄：戒断性谵妄属于内科急症，病死率为2%~5%，应进行积极治疗。谵妄者应进行系统检查以排除其他原因，如中枢神经系统感染、颅内出血、滥用其他成瘾药物或酒精等，应在住院的情况下治疗，最好在ICU中进行治疗。提供支持性治疗，监测生命体征，可使用氟哌啶醇控制兴奋、激越、幻觉、妄想等症状。

在苯丙胺类物质使用障碍及戒断的治疗中，心理及行为矫正治疗是重要环节，药物治疗同时配合心理、行为治疗可提高治疗效果，从而达到预防复发和复吸的目的。苯丙胺类物质使用障碍及戒断的主要心理、行为治疗如下。

1）动机强化治疗：帮助使用者认识自己的问题，制订治疗计划并帮助使用者坚持治疗，有助于增加戒毒治疗的成功率。

2）认知治疗：改变使用者的不良认知方式，帮助使用者应对急、慢性药物渴求，强化使用者的不吸毒行为，预防复吸。

3）行为治疗：通过各种行为治疗技术强化不吸毒行为及其他健康行为，降低复吸的可能性。

4）集体治疗：通过交流发现使用者间的共同问题，增进使用者间的交流和理解，制订出切实可行的治疗方案。也可使使用者在治疗期间相互监督、相互支持，增进其与医师间的接触，有助于预防复吸、促进康复。

5）家庭治疗：通过改善使用者与其家庭成员间的关系，促进家庭成员间的感情交流，提高治疗支持程度。

3. 相关躯体障碍的治疗 一般来说，与阿片类药物相比，苯丙胺类物质的躯体依赖性较轻，故在戒断后躯体戒断症状也相对较轻。保证充足的睡眠和营养，大部分的症状可在几日后逐渐消失。严重者如出现震颤、疲乏、无力等，可进行对症治疗。

4. 与精神障碍共病的治疗　苯丙胺类物质使用障碍和精神障碍虽需要分别治疗，但是两者实际上是一个整体且会相互影响，潜在的药物-药物交互作用也可能存在风险。患精神障碍与物质使用障碍共病的患者自杀风险较高。另外，共病障碍患者治疗难度大且预后较差，需要综合治疗，包括精神健康教育和成瘾治疗。

（1）抑郁障碍：抑郁症与苯丙胺类物质使用障碍共病的治疗主要包括抗抑郁治疗和成瘾物质戒除。抗抑郁治疗可选用选择性 5-羟色胺再摄取抑制剂等新型抗抑郁药物。由于三环类抗抑郁药与成瘾物质间存在潜在的交互作用，导致心脏毒性等，故不推荐使用三环类抗抑郁药。在充分评估了使用者抑郁症与苯丙胺类物质使用障碍共病的影响因素之后，还应该尽快开展有针对性的认知行为治疗、动机性访谈、12-步骤自助团体治疗以及家庭治疗等心理治疗方法。合理的心理治疗有助于缓解抑郁，也可以提高成瘾物质的戒断成功率。心理治疗方法可以通过提高使用者的行为技能、治疗动机、治疗依从性和提升自我效能、获得有利环境资源支持、改善家庭关系等获得较好的长期预后。

（2）精神分裂症：对于治疗苯丙胺类物质使用障碍和精神分裂症共病的患者，目前还没有充足的证据显示抗精神病药物对其有效。非典型抗精神病药如奥氮平等，可能通过影响中枢 5-羟色胺系统对物质成瘾和精神分裂症的共病障碍有一定疗效。药物治疗的同时也应结合认知、行为治疗等心理治疗方法。

（3）双相情感障碍：苯丙胺类物质使用障碍与双相情感障碍共病的治疗应以心境稳定剂治疗为主，如锂盐等，但是物质滥用可能影响锂盐的治疗效果。所以在心境稳定剂的基础上，根据病情需要联合其他药物，可考虑联用丙戊酸盐。抗惊厥药对于混合躁狂发作或快速循环发作有很好的疗效。双相情感障碍和物质使用障碍共病的使用者会出现更多混合发作或快速循环发作，因此，使用抗惊厥药和心境稳定剂可能有更好的疗效。同时，也应进行恰当的心理及行为矫正治疗。

二、苯丙胺类物质中毒

采用静脉注射方式的使用者，为追求最大程度的快感，可每隔 2~3 小时注射一次，从而出现明显的中毒症状。苯丙胺类物质可导致冠状动脉痉挛，是引起心肌缺血和心肌梗死最常见的原因。一些长期大量滥用苯丙胺类物质者，还可出现躯体多系统的损害。

（一）临床评估与诊断

1. 评估 对苯丙胺类物质中毒个体进行临床评估的目的是为临床决策提供依据。应注意其与戒断的鉴别。

（1）临床特征

1）急性中毒：大量滥用苯丙胺类药物可引起血压升高、脉搏加快或减慢、头痛、恶心、呕吐、出汗、口渴、发热、瞳孔扩大、意识障碍等，部分滥用者可出现咬牙、磨牙、共济失调。严重者出现心律失常、惊厥、循环衰竭、出血或凝血功能障碍、昏迷甚至死亡。

2）慢性中毒：长期大量滥用苯丙胺类药物可出现体重下降、磨牙动作、口腔黏膜损伤和溃疡、较多躯体不适主诉、肌腱反射亢进、运动困难和步态不稳等，伴有注意力和记忆力等认知功能障碍。

3）苯丙胺类兴奋剂引起的精神病性障碍可在一次大剂量滥用后发生，表现为错觉及幻觉、敏感、多疑、偏执、被害妄想、自伤和伤人等，个别使用者出现躁狂样表现。

（2）临床评估：包括了解患者所处的病理生理状态，估计中毒程度及一般情况等。主要有以下方面。

1）根据实验室检查确定苯丙胺类物质的使用以及是否与其他物质共用。

2）评估中毒程度：苯丙胺类物质中毒主要症状为激越、兴奋、欣快、话多。可能出现定向障碍，警觉性提高，使用过量会出现意识丧失。缺乏食欲，常见焦虑，但一般不会出现抑郁。可根据使用者循环系统表现（心率、血压、心肌酶等），神经系统表现（意识、瞳孔大小等）判断其中毒的程度。轻度中毒表现为瞳孔扩大、血压升高、脉搏加快、出汗、口渴、震颤等；中度中毒表现为认知障碍、谵妄、幻听、幻视、被害妄想等；若使用者出现心律失常、惊厥、循环衰竭、出血或凝血功能障碍、昏迷等，则为重度中毒。

3）评估一般情况：需评估使用者因共用注射器等因素导致的传染病，如艾滋病、梅毒等。还需评估共病情况。

2. 诊断

（1）诊断要点：参照ICD-10及DSM-5的相关诊断标准。

1）最近使用苯丙胺类物质，使用兴奋剂的过程中或不久后，出现具有临床意义的异常行为或心理改变（如欣快或情感迟钝、社交场合出现行为失控、过度警觉、人际关系敏感、焦虑、紧张或愤怒、刻板行为）。

2）在使用苯丙胺类物质的过程中或不久后出现心动过速或心动过缓、瞳孔扩大、血压升高或降低、出汗或寒战、恶心或呕吐、体重减轻、精神运动性激越或迟滞、肌力减弱、呼吸抑制、胸痛或心律失常，或者意识模糊、抽搐、运动障碍、肌张力障碍或昏迷等症状及体征。

3）若使用者出现意识不清，伴有不能用原先存在或正在进展的痴呆来解释的注意集中、维持或转移能力减低及认知改变（如记忆缺陷、定向不良、言语困难）或发生知觉异常，可考虑苯丙胺类物质中毒性谵妄。

4）中毒症状不一定总反映原有作用，苯丙胺类物质中毒也可能表现为社会性退缩和内向化行为，且在不同剂量水平时会产生不同类型的效应，例如低剂量时产生明显的兴奋作用，而达到极高剂量的时候会表现为镇静作用。

（2）鉴别诊断：应注意鉴别急性头部外伤及多种兴奋类物质混合使用导致的中毒，详见苯丙胺类物质使用障碍的鉴别诊断。

（二）治疗原则与方法

1. 治疗原则 急性中毒时，需给予相应的处理，加快毒物排出，将使用者置于安静的环境，减少刺激。严密监测生命体征，维持呼吸、循环稳定，维持水、电解质平衡，必要时给氧。鼓励多饮水。中毒程度极重者可采用腹膜透析或血液透析。

2. 急性精神障碍的治疗

（1）兴奋激越：当使用者出现兴奋激越、行为紊乱时，可使用多巴胺受体阻滞剂如氟哌啶醇 2.5～10.0 mg 肌内注射，亦可用苯二氮䓬类，如地西泮 10～20 mg 静脉缓慢注射。如出现锥体外系反应，可使用抗胆碱类药物，如氢溴酸东莨菪碱 0.3～0.5 mg 肌内注射。必要时可采取保护性约束。

（2）谵妄：使用者出现中毒性谵妄时，可用氟哌啶醇控制兴奋、激越、幻觉、妄想等症状，但是剂量不宜太大，以免加重意识障碍。

3. 急性躯体障碍的治疗

（1）促进排泄：应鼓励使用者多饮水，若口服滥用药物时间不超过 4 小时，可行洗胃、催吐。酸化尿液以加快苯丙胺类药物的排泄，给予氯化胺 0.5 g 口服，每 3～4 小时重复一次，使尿液 pH 值控制在 6.6 以下。如果使用者有高热、出汗、代谢性酸中毒，则不宜酸化尿液。

（2）发热：使用者出现发热时可采用物理降温方法降低体温。若使用者出现惊厥，则缓慢静脉注射苯二氮䓬类药物，如地西泮 10~20 mg/次，必要时 15 分钟重复一次。静脉注射地西泮可能会导致喉痉挛或呼吸抑制，应做好气管插管准备。

（3）高血压：若使用者出现严重高血压，应警惕颅内出血，给予紧急处理，可使用酚妥拉明 2~5 mg 静脉缓慢注射。

有研究表明，精神病性症状与滥用物质剂量有关，甲基苯丙胺使用时间越长，越易出现精神病性症状。若使用者出现精神病性症状，应首先将其置于安静的环境，减少刺激，给予充分的安慰，减轻因幻觉、妄想所导致的紧张不安和冲动、攻击行为。可使用抗精神病药物，如利培酮 2~4 mg/d 口服或奥氮平 5~20 mg/d 口服，也可使用氟哌啶醇 2~10 mg/d 口服。兴奋、躁动明显者可用氟哌啶醇 5~10 mg 肌内注射。注意苯丙胺类药物依赖可能导致多巴胺受体敏感性的改变，使用抗精神病药物易出现锥体外系反应。在幻觉、妄想症状消失后应逐渐停止使用抗精神病药物。若在急性中毒期出现精神病性症状，处理时还应参阅急性中毒治疗的相关内容。

三、风险及预防

（一）苯丙胺类物质使用及复吸的风险因素

1. 缺乏对苯丙胺类物质危害的认识　很多使用者对苯丙胺类物质的认识不足，因为其戒断症状不明显而误认为不会导致成瘾，不会对个人健康造成很大的影响。也有人将苯丙胺类物质当作减肥药、兴奋药或增加性功能的药物等使用。

2. 环境因素　环境因素是苯丙胺类物质使用及复吸的诱导因素，主要包括不良的社会环境（被诱骗、逼迫）及人际关系（家庭不和睦、毒友、缺乏家庭和社会支持），毒品的易获得性，特定的场所（酒吧、KTV 等），暴露于某些条件刺激，如吸毒时使用的注射器、吸毒的场所等可诱导复吸。

3. 心理及躯体因素 心理因素也是苯丙胺类物质使用及复吸的原因之一，追求欣快刺激、满足好奇、认为“时尚”往往是使用毒品的诱因。此外，苯丙胺类物质使用障碍及戒断所引起的强烈心理渴求及戒断症状（焦虑、抑郁、疲乏、激越行为等）是导致复吸的重要因素。

（二）预防复吸的措施

预防苯丙胺类物质复吸的主要措施就是帮助吸毒人员掌握应对复吸的危险因素的方法。结合药物治疗、心理治疗及相关的教育，达到预防复吸的目的。

药物治疗主要以对症治疗为主，可选用抗抑郁药物、非典型抗精神病药物或多巴胺受体阻滞剂等药物治疗因使用苯丙胺类物质出现的抑郁、幻觉、妄想、兴奋、激越等症状。

心理治疗主要针对患者的心理依赖及其他心理、行为问题，主要目的是预防复发和复吸。药物治疗同时配合心理、行为治疗可提高治疗效果，心理、行为治疗应作为药物依赖治疗的重要环节，心理、行为治疗主要包括动机强化治疗、认知治疗、行为治疗、集体治疗、家庭治疗。“预防复吸”是基于认知治疗方法，帮助患者增加自控能力以避免复吸的一种方法。其基本内容为：讨论对滥用与戒除苯丙胺类兴奋剂的矛盾心理；找出诱发渴求、使用苯丙胺类兴奋剂的情绪及环境因素；找出应付内外不良刺激的方法，打破重新吸毒的恶性循环。

（三）苯丙胺类物质使用障碍治疗的环境与场所

苯丙胺类物质使用障碍的患者需进行相关的检查和评估，根据评估的结果选择合适的治疗环境，对使用者进行系统治疗。应该根据治疗计划的要求和可用设置的特点来选择环境。主要的治疗环境有以医院为基础的治疗环境（如团体、个人和家庭治疗及自助小组等），住宅治疗及社区治疗。

需要注意的是，苯丙胺类药物依赖的使用者与阿片类药物依赖的使用者在行为方面存在诸多差异，不宜将两类使用者置于同一病房内治疗，以免相互影响。

（时　杰　梁　洁）

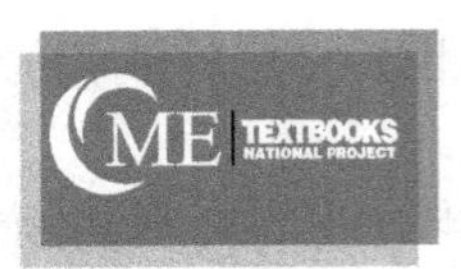

可卡因相关障碍

第 4 章

美国 2008 年全国药物使用调查显示，有近 150 万美国人可能存在可卡因使用障碍。目前，可卡因使用障碍仍然是一个显著和持续的医疗和社会问题。可卡因通过阻断细胞膜上多巴胺等神经递质的重吸收，结合这些神经递质的转运体，增加细胞间隙中这些递质的浓度，致使用者出现欣快、情绪高涨、思维活跃、好动等表现。可卡因摄入方式和剂量不同，产生的主观感觉强度不同，作用的持续时间也不同。

一、可卡因使用障碍及戒断

可卡因的急性反应主要包括精神及神经系统方面，以及心血管系统方面；慢性使用者的不良后果包括多种神经、精神、消化及心血管系统的症状与体征，耐受性与依赖等。不良后果的严重程度常与使用的剂量和持续时间有关。明确可卡因使用障碍、戒断和中毒的临床表现，采用综合措施进行全面的治疗，并通过政府医疗机构以及家庭的共同努力，实现使用者康复和回归社会，成为解决可卡因依赖问题的重点和关键所在。

（一）临床评估与诊断

1. 评估

（1）临床表现：长期使用可卡因可导致一系列躯体障碍，

包括对心血管系统、神经系统、呼吸系统的损害，对性功能的影响以及潜在危害，如获得性免疫缺陷综合征等。

1）心血管系统：心律失常是可卡因引起的常见心血管系统的症状之一，包括心动过缓、注射时短暂的心动过速、心肌收缩不全等。可卡因对心肌有直接的毒性作用，但这种毒性作用与给药途径和剂量关系不大。可卡因还可以导致心肌梗死，可卡因导致心肌梗死的机制是多因素的，且与局灶冠状动脉血管收缩或痉挛有关。可卡因通过激动 α 肾上腺素能受体，对心血管平滑肌起到直接和间接作用。可卡因还可在心率加快和心肌耗氧时提高冠状动脉的阻力。在健康者中，冠状动脉痉挛可能不足以诱发心肌梗死发作，但是，既往有心血管病史的人发生冠状动脉痉挛可能会带来灾难性的结局。可卡因耗竭 C 蛋白和抗凝血酶Ⅲ后产生促凝血作用，并且增加冠状动脉血栓形成的危险性，但是有的研究结果不支持这个结论。另外，任何有诸如冠状动脉粥样硬化等心血管病史的人在使用可卡因后都会有急性心肌梗死发作的危险。可卡因是一种Ⅱ型抗心律失常药，其作用机制是阻断钠离子通道和使细胞内钙离子浓度升高。但是大剂量时引起心律失常，可能由于作用于儿茶酚胺而不是自身的直接作用，或者是冠状动脉收缩延长引起心肌缺血所致。

2）神经系统：可卡因使用者可有记忆力下降（尤其是近记忆力下降）、反应迟钝及共济失调。大剂量可卡因使用可以诱发癫痫。

3）呼吸系统：嗅觉丧失，鼻黏膜萎缩、黏膜溃疡、出血，鼻中隔穿孔及声音嘶哑等。还可引起剧烈胸痛和呼吸困难，包括由于声门关闭强行呼吸而导致肺泡破裂、气胸、肺源性心脏病等。

4）性功能：有些可卡因滥用者通过使用可卡因提升性欲。可卡因静脉注射或吸入后，即使没有性器官刺激，也可诱发性兴奋甚至自发射精。

5）可卡因滥用与获得性免疫缺陷综合征：近年来，静脉注射可卡因呈现上升趋势。在可卡因滥用人群中，共用注射器十分常见，使得吸毒人群和其性伙伴中 HIV 感染率和获得性免疫缺陷综合征的患病率高于一般人群。吸毒女性为得到可卡因，常通过频繁更换性伙伴、提供性服务来获得毒资，故而被感染和传播 HIV 的危险性大大增加。

（2）评估内容：在治疗可卡因使用障碍中，综合心理评估是必不可少的，具体如下。

1）患者过去和现在使用可卡因的详细使用史：应尽可能多地获得可卡因使用的情况，包括使用的原因或诱因、总使用时间和频度、每次使用剂量、使用后的感受和表现、末次使用时间等。询问是否合并其他成瘾物质（包括酒精）的使用以及长期使用对认知、心理、行为和生理功能的影响。

2）体格检查和精神科检查：详细的体格检查确定患者有无躯体疾病，包括消化道、泌尿道及鼻部症状等。详细的精神检查确定患者有无感知觉、思维、情感、认知功能及意志行为方面的异常。重点在于症状学检查，如认知、情感等，并确定躯体损害。

3）既往的治疗及疗效：既往是否来医院看过，是否进行药物治疗、心理治疗以及疗效，询问其他躯体疾病和可卡因相关躯体损害的治疗史。

4）家族史：家族中是否存在物质滥用和神经、精神病史。

5）常规实验室检查：如血、尿及便常规，肝、肾功能，心电图，血糖，腹部 B 超等。梅毒血清学检查和 HIV 检测也应列为常规检查。

6）其他实验室检查：如 CT 或 MRI，用于排除并发症。

7）某些相关量表：有助于了解可卡因使用相关障碍的严重程度，如依赖严重程度量表、成瘾严重程度指数等。

进行临床评估时，良好医患关系的建立尤为重要。

2. 诊断　可卡因使用障碍主要依靠详细的病史、精神障碍的诊断、躯体检查及相关检查等进行诊断，目前国际上主要使用的诊断标准有世界卫生组织（World Health Organization，WHO）的国际疾病诊断系统（ICD）及美国精神病协会（American Psychiatry Association，APA）制定的精神疾病诊断统计手册（DSM），2013 年美国颁布了 DSM-5，ICD-10 的精神与行为障碍诊断标准修改工作也正在进行中，预计 ICD-11 将于 2017 年颁布实施。目前大多数国家临床上还是采用 ICD-10 诊断系统进行临床诊断，我国目前大多采用 ICD-10 诊断系统，鉴于此，本书主要采用 ICD-10 系统介绍可卡因使用相关障碍的诊断。

（1）可卡因依赖的诊断标准：参照 ICD-10 中可卡因依赖的诊断标准，在过去 1 年内出现过下列至少 3 条，即可诊断可卡因依赖：①对使用可卡因有强烈的渴望或无法抑制的冲动；②对可卡因的使用无法自控；③可卡因戒断后出现戒断反应；④耐受性增高，小剂量无法获得以前的效应；⑤因使用可卡因后其他兴趣爱好丧失或减少，更多的时间用来获得、使用可卡因；⑥不考虑使用可卡因后果而使用；⑦明知对身体有害，但依然反复使用。

严重程度：轻度，存在上述症状的 2~3 条；中度，存在上述症状的 4~5 条；重度，存在上述症状的 6 条或 6 条以上。

（2）可卡因戒断的诊断标准：20 世纪 80 年代早期之前一直认为，可卡因只有心理依赖而没有躯体依赖，耐受性不随时间而增加，敏感性反而随时间而增加，停用后不出现戒断反应。近 20 年的临床研究表明，长期使用可卡因可引起中枢神经系统的适应性改变，停用可卡因后可能出现以心理渴求、乐趣丧失、易疲劳和焦虑、抑郁等为特点的戒断综合征。而最新的关于可卡因戒断症状的观点更多是食欲、睡眠、情绪的变化。

本指南关于可卡因戒断的诊断标准主要参考 DSM-5。在长期使用可卡因后，停止（或减少）用量或在停止用药后数小时至数天出现心境恶劣和以下 5 项中的至少 2 项：①易疲劳感；②生动而令人不愉快的梦；③睡眠减少或增加；④食量增加；⑤精神运动性迟滞或激越。以上项目中的症状引起有临床意义的苦恼或社交、职业或其他重要功能损害，且症状不是由其他疾病引起，也不能用其他精神障碍来解释。

（3）鉴别诊断：无论是可卡因有害使用还是可卡因依赖，都可以出现幻觉、妄想、心境障碍、神经性症状、性功能障碍、睡眠障碍等临床症状，上述症状在精神分裂症及情感障碍等疾病中也较为常见，因此需要与以下疾病相鉴别。

1）脑器质性及躯体疾病所致精神障碍：①躯体疾病以及病情的变化与精神症状的出现在时间上关系紧密；②多伴有意识障碍，幻觉常以幻视为主，以恐怖性居多，临床上有昼轻夜重的特点；③体格检查、实验室检查和脑影像学检查常可找到相关的证据。

2）精神分裂症：精神分裂症常无明显诱因下缓慢起病，以基本的、特征性的思维和知觉歪曲，情感不恰当或迟钝为总体特点。而可卡因使用障碍可以从患者的主观答复或者相应的客观检查，或由第三者的举报材料认定等确认使用可卡因，最好从多方面取证认定。且存在的精神障碍是由于可卡因使用或戒断症状所致。

3）其他精神障碍：可卡因使用者可出现躁狂和抑郁的某些症状，也可以出现紧张、担心与不安，故应与心境障碍和焦虑症鉴别。鉴别要点：有可卡因滥用史；可卡因的使用与疾病症状的出现有密切关系；可卡因检测结果阳性等有助于鉴别。

（二）治疗原则与方法

1. 治疗原则 可卡因使用障碍的治疗重点在于维持操守。药物治疗通常不是治疗的首选。然而严重依赖的患者或者心理治疗失败的患者应该考虑药物治疗。临床经验及研究提示，每周大于 2 次的强化心理治疗在各种治疗中被广泛使用，且对大多数患者有效。

2. 治疗方法

（1）药物治疗：对于使用可卡因戒断后出现的焦虑、抑郁情绪，美国精神病协会治疗指南建议应用一线的抗抑郁药物治疗，如 5-羟色胺再摄取抑制剂，包括氟西汀 20～40 mg/d 口服、帕罗西汀 20～40 mg/d 口服、舍曲林 50～150 mg/d 口服；也可使用去甲肾上腺素和 5-羟色胺再摄取抑制剂，如文拉法辛 75～150 mg/d口服；还可使用去甲肾上腺素和特异性 5-羟色胺再摄取抑制剂，如米氮平 15～30 mg/d 口服。研究显示这些药物对情绪的改善疗效最好，但对降低依赖或戒断作用不大。可卡因使用者可出现急性精神障碍，尤其以被害妄想为主，出现上述症状的绝大多数使用者在停止吸食后 2～3 天内即可消失。症状严重者，建议使用非典型抗精神病药物，如利培酮 2～4 mg/d 口服或奥氮平 5～20 mg/d 口服等。

使用多巴胺激动剂可以帮助患者减少对可卡因的使用，或者消除戒断症状并减少对可卡因的渴求，例如金刚烷胺、溴隐亭等，但是其在急性可卡因戒断治疗中的作用还不清楚。

（2）心理治疗：现在针对可卡因使用障碍的心理治疗主要是认知行为和心理动力学/人际关系的治疗。关于物质依赖的心理治疗虽然对照研究往往证据不足，但现有的数据显示对于这类特殊人群还是有效果的，其治疗的重点放在对于可卡因使用的操守和预防复发上。具体心理治疗的方法详见本章“三、风险及预防”。需要注意的是，心理治疗要维持 3 个月以上效果才明显。

（三）相关精神障碍的治疗

在药物滥用患者中共病的高发病率预示着需要特定的药物

治疗共病，长期使用可卡因，可导致与广泛性焦虑、精神分裂症、重度抑郁症和创伤后应激障碍（PTSD）共病的风险增加。物质滥用与精神障碍共病的患者自杀的风险较只患有精神障碍的患者高，共病患者治疗难度大且预后差。

1. 抑郁障碍、广泛性焦虑　现仍以一线的抗抑郁剂治疗为主。由于三环类抗抑郁药与成瘾物质间存在交互作用，导致心脏毒性等，故不推荐使用三环类抗抑郁剂。

2. 精神分裂症　目前没有一种药物被 APA 推荐用于治疗精神分裂症和可卡因使用障碍共病。临床上一般考虑在抗精神病药物治疗的基础上合并心理治疗。

3. PTSD　应用 5-羟色胺再摄取抑制剂（SSRI）类药物结合心理治疗。

（四）相关躯体障碍的治疗

可卡因依赖者停药后躯体戒断症状没有阿片类药物戒断症状明显，大部分可卡因依赖者突然停用可卡因并无严重躯体不适戒断症状，过去甚至认为可卡因撤药后没有躯体戒断症状。因此，对于可卡因戒断后的躯体方面一般不需要特殊的治疗。

（五）规范化治疗程序

可卡因使用障碍及戒断的规范化治疗流程：①首先给予临床评估和诊断。②症状轻微者给予一般治疗，如注意睡眠及给予相应的营养支持。③症状严重者给予如下处理：药物治疗，包括一线的抗抑郁剂或多巴胺激动剂；行为治疗，包括应急管理、认知治疗、团体治疗；共病治疗，包括合并抑郁障碍、合并精神分裂症、合并 PTSD 治疗。

二、可卡因中毒

（一）临床评估与诊断

1. 临床表现

（1）精神症状：可卡因使用急性中毒可出现一系列的精神症状，如幻觉、妄想、心境障碍、睡眠障碍等，妄想以被害妄想为主，并可在妄想的支配下出现自杀、自伤、伤人等行为。

（2）神经症状：可卡因急性中毒还可引起类似慢性脑器质性综合征的症状，患者表现为反应速度下降、近记忆力下降和共济运动障碍，这些表现可在停用可卡因后相当一段时间内持续存在。并可以诱发癫痫。

（3）躯体症状：少量使用可卡因，很少发生严重的躯体并发症。而大量使用会出现严重的躯体并发症，具体如下。

1）心血管症状：心动过速和高血压先于意识丧失出现，最常见症状为自限性的窦性心动过速伴有胸痛，而心悸不常见。少数患者可出现心力衰竭。

2）其他：较常见的有膀胱炎症状，如下尿道症状和上腹痛。此外，颅内出血、发热、横纹肌溶解、急性肾衰竭、呼吸兴奋或抑制、支气管分泌物增加、支气管扩张、昏迷与死亡也可发生。

2. 临床评估与诊断　可卡因中毒的临床评估与诊断主要参考 DSM-5 的诊断标准。

（1）近期使用过可卡因。

（2）在使用可卡因期间或使用后不久发生具有临床意义的适应不良或心理改变，如欣快或情感迟钝，社交能力改变，过度警觉，对人际关系过度敏感，焦虑，紧张，愤怒，刻板行为，判断力障碍，社交或职业功能损害等。

（3）在使用可卡因期间或使用后不久出现以下 2 项或 2 项以上症状或体征：①心动过速或心动过缓；②瞳孔扩大；③血压升高或降低；④出汗或畏寒；⑤恶心或呕吐；⑥体重减轻；⑦精神运动性激越或迟滞；⑧肌力减弱，呼吸抑制，胸痛或心律失常；⑨意识朦胧，运动障碍，肌张力障碍或昏迷。

（4）以上症状不是由其他疾病引起，也不能用其他精神障碍来解释。

（二）治疗原则与方法

上述临床表现往往可以自愈，只需要支持治疗。急性中毒的患者需要一个安全的环境，减少外界环境刺激。

（三）急性精神障碍的治疗

治疗急性精神障碍，如果患者激越，可以用苯二氮草类药物辅助治疗。

（四）急性躯体障碍的治疗

对于急性中毒病情危重者，如引起癫痫发作，应予以癫痫药治疗；若引起心血管系统问题如心肌梗死，则应首先以内科治疗为主，及时抢救生命，然后及时跟进心理、社会干预措施。

（五）规范化治疗程序

如果患者出现了中毒状况，首先评估其症状和风险。如为轻度，置于安静的环境，减少环境刺激；如为中度、重度，分别给予相应的精神障碍治疗和躯体疾病的治疗。

三、风险及预防

（一）可卡因使用的风险因素

可卡因使用和复吸的风险因素有很多，有关共性的风险因素归为 5 种：①遗传因素，人类 40%~60% 的成瘾易感性可归因于遗传因素；②心理渴求；③戒断症状的不适感；④不良情绪刺激；⑤不良的环境因素，如不良的家庭背景（离异家庭，不和睦家庭，家庭成员中有吸毒、酗酒、犯罪者的家庭等），家庭、社会支持缺乏。

（二）预防复吸的措施

预防复吸的措施主要有治疗环境的选择、心理治疗以及健康教育等。

1. 治疗环境的选择　伴有可卡因使用障碍的患者应尽可能地在多样化的治疗环境中接受治疗，应该根据治疗计划的要求和可用设置的特点来选择环境，原则上不应该超出医疗可及范围。

患者应该在最少的环境限制下接受治疗，这样更能保证安全有效，根据患者的如下情况来决定治疗水平：①有能力并且可以积极配合治疗；②有自理能力；③需要护理或监督来保证安全，有主动服药、寻求远离用药环境的欲望；④躯体并发症情况；⑤患者个人喜好的治疗环境。常用的治疗环境如下。

（1）住院治疗：以在医院作为主体的治疗包括脱毒、评估和治疗，如团体、个人和家庭治疗，健康教育和动机访谈。治疗时间应该依据患者的需要设定，应当在尽可能少的约束条件下让患者参与治疗，并从中受益。

患者出现下列情况需要住院治疗：患者服药过量不能在门

诊和急诊室处理；患者在戒断期间存在较高风险和合并戒断综合征；患者存在慢性或者急性的医疗问题，以至于在家庭或门诊脱毒不安全；患者存在门诊和（或）家庭治疗中不合作或者治疗无效；患者伴有严重精神病性症状，有威胁或伤害他人或自己的可能。

（2）住家治疗的基本条件：住家治疗主要用于缺乏戒断意愿，不符合诊断标准的人群。对于以上情况的人群，家庭要保证一个远离毒品的环境进行康复治疗。主要使用人群为年轻人、孕妇、产后妇女。

（3）社区治疗：在社区治疗中，患者便于从社区治疗转诊到医院治疗。这些患者中往往存在长期门诊治疗无效的情况。社区治疗提供了一个安全、远离毒品的环境，具有下面情况的人适合社区治疗：①患者有能力调节自己情绪，不需要使用药物；②追求一个远离毒品的社会环境。作为一个奖赏机制，典型的社区有着严格的等级制度安排，分配给刚戒毒的人最低等级的社会地位和工作任务，如果他们能够保持远离毒品，那么他们将获得更高的社会地位。

（4）日间住院：日间住院可以提供比门诊更密集的治疗。随机对照研究表明，有一些患者在住家治疗和住院治疗中得到的治疗效果同样可以在部分住院中获得。

2. 心理治疗 在可卡因使用障碍和戒断以及预防复吸中，心理治疗是目前常用的干预措施。主要的心理治疗方法包括认知行为治疗、人际关系治疗、家庭心理治疗以及自助团体。

（1）认知行为治疗（CBT）：认知行为治疗是使用最为广泛且有效的心理治疗方法之一，通过识别和修改不良的思维模式，使患者减少和消除消极的情绪和行为。无论单独使用还是联合药物治疗都有效。在给予药物治疗的同时给予 CBT，可减少可卡因的使用，提高服药依从性。请注意，虽然药物治疗在不断发展中，但目前美国食品药品管理局（FDA）还未批准任何治疗可卡因使用障碍的药物。因此，了解如何有效地实施行为治疗是非常重要的，因为它是目前干预可卡因使用障碍的主要手段。另外，CBT 和应急管理（CM）组合有协同增效的作用，随着时间的增加，CBT 的效果越来越明显，而且 CBT 可以在个体化治疗和团体治疗之间转换。个体化治疗可以灵活运用和制订单独的治疗方案，同时团体治疗更适用于普遍的社会化治疗。

认知行为治疗着重在 4 个方面：改变物质滥用者的认知过程以及适应不良的行为；介入干扰切断导致物质滥用的行为链；帮助患者成功地处理心理渴求；促进和加强社会技能的学习，并与远离毒品保持一致。

（2）行为治疗：操作性的行为疗法包括对患者良性或不良行为的奖赏和惩罚。

1）应急管理（CM）：应急管理的核心理念是强化刺激可以重塑和维持行为。强化刺激多指可以增加反应频次和可能性的环境事件。例如，很多实验室已经证明，动物可以自动获取导致滥用的药物。重要的是，实验室研究证明，动物和人类滥用的药物可以通过替代来强化刺激。应急管理的操作流程可以分为目标行为的识别、目标行为的核查、选择强化刺激、提供强化刺激。

2）暗示暴露治疗：暗示暴露是基于巴甫洛夫的范式，涉及患者主动防止用药时心理渴求。暗示暴露也可以用经典的放松技巧配合相关训练，来促进对经典的心理渴求的控制。

3）厌恶疗法：结合药物的使用中伴随着不愉快的经历来达到治疗效果。

（3）动机强化治疗：动机强化治疗基于认知行为治疗理论，以患者为中心，系统性给予社会、心理治疗。主要的治疗模式是在移情的基础上通过具体询问行为的利弊，发现患者的治疗期望和关于达到这些目标的相关矛盾，以及倾听和沉思来激励患者。动机增强疗法已经证实对治疗物质依赖有显著的疗效。

（4）个体心理治疗/社会关系治疗

1）个体心理治疗：系统研究调查表明，在结合其他治疗模式的同时给予特殊的心理治疗是有效果的。已有很多案例和临床经验证明精神分析是有效的。但反社会人格的患者不适合做心理治疗。

2）个体社会关系治疗：社会关系治疗着重于使用某些精神动力学原理和技术改变当前人际关系的困难，例如限制环境、使用建议等。社会关系治疗可卡因轻度依赖的患者有效。

（5）团体治疗：团体治疗目前是治疗药物依赖最常见的方法之一。目前有很多类型的团体治疗，主要包括心理动力学改变、人际关系、相互交流、理性情绪和心理剧等各种形式的团体治疗。团体治疗提供给患者机会互相感受谁正在经历类似情况，去了解物质依赖对他们生活的影响。去了解他们所共有的反应和感受。团体心理治疗可以提供一个论坛来相互讨论，对更新治疗方案有所帮助，并对制订和监督特殊的行为契约来减少复吸有帮助。

（6）家庭治疗：可卡因使用障碍严重影响家庭关系，其特点是家庭成员之间存在沟通障碍，无法实施特殊限制和行为准则，互相埋怨，互相伤害，甚至家庭破裂，不利于患者的康复。家庭治疗的重点是帮助患者制订具体可行的计划，改善家庭关系，争取家庭成员的支持来保持戒断状态。

（7）自助团体：类似于酒精依赖的自助团体（alcohol anonymous，AA）或阿片类依赖的自助团体（narcotic anonymous，NA），虽然没有多少经验证据来支持对可卡因依赖的效果，但是临床经验表明，自助团体这种重要的辅助治疗普遍适用于物质依赖的患者。

另外，可卡因疫苗正在研制过程中，它能够刺激机体产生可卡因特异性抗体，通过结合可阻止可卡因通过血-脑脊液屏障而降低其欣快效应，可能是以后预防复吸的有效方法。

（孙洪强　穆　湘）

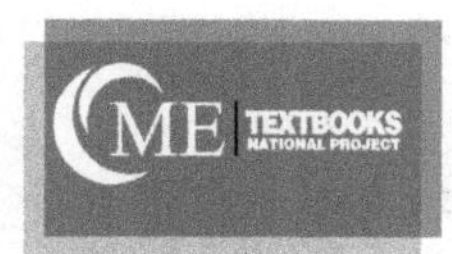

氯胺酮相关障碍

第 5 章

氯胺酮（ketamine）主要通过非竞争性阻滞 N-甲基 D-天门冬氨酸（N-methyl-D-aspartate，NMDA）受体使边缘系统与丘脑新皮质之间的电生理分离而产生分离性麻醉效应，即选择性阻断痛觉，但对边缘系统呈兴奋作用，使意识模糊但不完全丧失，呈一种意识与感觉分离状态。此外，氯胺酮还具有拟精神病、拟交感、抗胆碱能及 μ 阿片受体弱激动效应。氯胺酮在临床上主要用于儿科急症手术。其非医疗性使用目的包括俱乐部狂欢、易化性侵犯及增强性体验等，从而导致滥用和成瘾。在美国，氯胺酮于 1999 年被政府划为 3 类管制药品，我国在 2004 年将其列为第 1 类精神管制药品。

一、氯胺酮使用障碍

理论上讲，非医学目的的氯胺酮使用均属于氯胺酮使用障碍的范畴，包括偶尔使用和慢性使用。偶尔使用者，虽然也会产生各种精神行为效应，但只要剂量不过大，不引起中毒症状，一般不会对躯体和心理产生严重而持久的损害。问题是，绝大多数慢性氯胺酮依赖者都是由于各种原因始于偶尔使用。因此，为了避免氯胺酮滥用的危害，必须坚决拒绝使用。慢性氯胺酮使用所导致的一系列问题在临床上最为常见，本文在此进行重点介绍。

（一）临床评估与诊断

1. 评估 完整的临床评估是建立正确诊断和合理治疗的基础。对于物质依赖患者，在开始临床干预前，需要从以下几个方面对患者进行资料收集和综合评估。

（1）病史资料：在询问病史前一定要尽可能消除患者的顾虑，建立良性的医患治疗联盟，告知真实的病史资料对疾病诊断与治疗的重要性，以取得患者的合作。必要时，可以向知情者询问病史或核实病史资料的可靠性。

1）现病史：应尽可能获得氯胺酮使用的情况，包括使用的原因或诱因，总使用时间，频度，每次使用剂量，使用后的感受和表现，末次使用时间等。询问是否合并其他成瘾物质（包括酒精）的使用。

2）既往史：询问既往有无其他精神疾病或心理障碍的病史或就诊经历，有无其他躯体疾病史，有无其他精神活性物质使用情况等。

3）体格检查：做详细的体格检查确定患者有无其他共患的躯体疾病。由于氯胺酮使用者在消化道、下泌尿道及鼻部的并发症较多见，更需仔细检查、询问。

4）精神检查：做详细的精神检查确定患者有无感知、思维、情感、认知功能及意志行为方面的异常。

5）其他：了解患者家族史、个人史、家庭社会支持状况等对确定诊断和制定治疗方案有帮助。

（2）实验室检查

1）常规检查：包括血、尿及大便常规，肝、肾功能，心电图，血糖，腹部 B 超等。对物质依赖者，梅毒血清学检查和 HIV 检测应列为常规检查。

2）氯胺酮检测常用方法：①氯胺酮检测试剂盒（胶体金

法)，属于定性快速检测法，是监测氯胺酮使用的首选方法。以尿液作为样本，在服用 2~4 h 后即可被检出，一般在末次使用 48~72 h 内仍可被检出；②气相色谱-质谱联用法（GC-MS），是一种确认的定量分析法，对尿液标本中的氯胺酮和去甲氯胺酮检出下限浓度分别为 3 μg/L 和 75 μg/L；③高效液相色谱法（HPLC），属于定量检测法，以血、尿液为样本，血、尿液中氯胺酮和去甲氯胺酮的检出下限浓度分别为 6 μg/L 和 4 μg/L。血浓度检测通常在全麻时为 0.5~5.0 mg/L，因使用氯胺酮导致交通事故者为 1~2 mg/L，急性过量致死者为 3~20 mg/L。

3）特殊检查：对于症状混杂或不典型、诊断不清、认知功能损害严重及共病患者可选择使用，包括头颅 CT、MRI 等检查。伴有泌尿系统症状者，应进行肾脏和膀胱的影像学检查，如膀胱镜、B 超、CT 等。有上腹痛者可行胃镜、肝胆 B 超等。

（3）心理评估：心理评估和精神科量表评定有助于诊断和治疗计划的制定，可以参考使用。常用的评估工具如下。

1）成瘾行为与心理渴求的评定：可应用成瘾严重程度指数量表（ASI）及视觉类比量表（VAS）评定成瘾及心理依赖的严重程度。

2）精神症状评估：可使用症状自评量表（SCL-90）、焦虑自评量表（SAS）、抑郁自评量表（SDS）、汉米尔顿焦虑量表（HAMA）、汉密尔顿抑郁量表（HAMD）和简明精神病量表（BPRS）等对精神症状的严重程度进行评估。

3）人格特征评估：可应用多种测验以多角度、多维度评估患者的人格特征。

4）认知功能评估：可选用韦氏记忆测验（WMS）和韦氏智力测验（WAIS）、威斯康辛卡片分类测验（WCST）和连线测验等评估患者的认知功能。

2. 诊断

（1）诊断要点：临床医师应在获得上述临床资料的基础上，

通过有逻辑性的诊断分析和推理，根据ICD-10相关障碍的诊断标准来作出诊断。诊断要点如下。

1）患者在使用氯胺酮前无异常，症状在氯胺酮使用过程中或使用后不久出现，且有理由推断症状的出现是氯胺酮的使用所致。

2）患者的症状表现符合氯胺酮使用的药理学效应。如知觉障碍（人格解体、现实解体），幻觉妄想状态及激越兴奋状态，下泌尿道症状等。急性中毒时常出现谵妄状态，患者意识模糊，时间、空间及人物定向障碍，无法进行深入有效的交谈等，症状消失后患者往往不能回忆当时状况。

3）症状表现与使用剂量、使用者的耐受性等有关，具有自限性。如果症状持续，则要做仔细的临床评估，确定是否由于其他临床问题所致。

4）尿检或血液检查证实只有氯胺酮使用的证据。如果伴有其他物质使用，则属于多药滥用。

5）患者的症状不是由于其他脑或躯体疾病所致，也不能用其他精神疾病或物质使用障碍来解释。

（2）鉴别诊断：氯胺酮使用障碍患者常需与下述疾病鉴别，但要注意，这些疾病患者可能同时共患氯胺酮使用障碍，而氯胺酮的使用也可能促发某些精神疾病的发生。

1）与脑器质性及躯体疾病所致精神障碍的鉴别要点：①躯体疾病与精神症状的出现在时间上密切相关，病情的消长常与原发疾病相平行；②症状多在意识障碍的背景上出现，幻觉常以幻视为主，症状可有昼轻夜重，某些患者由于病变的部位不同，还会有相应的症状和体征；③体格检查、实验室检查和脑影像学检查常可找到相关的证据。

2）与精神分裂症的鉴别要点：①有氯胺酮滥用史；②幻觉、妄想、情感淡漠等精神病性症状的出现与氯胺酮使用在时间上密切相关；③氯胺酮检测结果阳性；④氯胺酮所致精神病性症状一般持续时间较短，症状缓解较快。

3）其他精神障碍：氯胺酮滥用者可出现躁狂和抑郁的某些症状，也可以出现紧张担心与不安，故应与心境障碍和焦虑症鉴别。有氯胺酮滥用史，氯胺酮使用与疾病症状的出现和消退密切相关，氯胺酮检测结果阳性等有助于鉴别。

4）其他药物所致精神障碍：氯胺酮使用者常伴有多药滥用。鉴别时应仔细了解滥用药物的种类和剂量，药物使用与精神症状的关系，症状的特点与药物效应是否一致，并结合药物的实验室检测结果等来进行鉴别。

5）其他药物急性中毒：氯胺酮急性中毒常需与其他药物急性中毒鉴别，鉴别主要依据过量用药史，中毒临床表现，药物实验室检测结果等。

6）其他泌尿系统和消化道疾病：可以借助相关的检查结果来综合判断，必要时请相关专业会诊。

（二）治疗原则与方法

1. 治疗原则与目标 应遵循预防为主、个体化、综合治疗的原则。对于急性中毒病情危重者，首先应以内科治疗为主，及时抢救生命，然后及时跟进心理社会干预措施。对氯胺酮有害使用者，应早期发现、早期干预，主要采用心理行为干预措施防止发展到依赖。对慢性氯胺酮依赖患者，应遵循慢性复发性疾病的治疗原则，这是一个长期治疗与康复的过程，需要进行躯体戒断治疗，然后采取药物、心理、社会综合治疗措施。氯胺酮相关障碍患者最好住院治疗，以对症支持治疗为主。由于氯胺酮滥用者与阿片类物质依赖者在临床表现、个性行为特征、治疗和预后等方面存在诸多差异，故不宜将两类患者置于同一病房，以免相互影响。

治疗最终目标：促进患者躯体、心理、社会的全面康复，重建健康的生活方式，预防复发，保持操守。

2. 药物治疗

(1) 相关精神障碍的治疗：目前尚无减轻氯胺酮心理渴求的药物，亦无特异的抗复吸治疗药物。药物治疗主要属于对症支持处理。

1) 精神病性症状：出现幻觉、妄想等精神病性症状时，推荐选用第二代抗精神病药物，如利培酮（1~6 mg/d）、奥氮平（5~15 mg/d）、喹硫平（100~600 mg/d）、阿立哌唑（5~20 mg/d）、齐拉西酮（5~15 mg/d）等口服。对兴奋激越症状明显者，可用氟哌啶醇2.5~10 mg/次肌内注射，必要时可以重复使用，一般每天最大剂量不宜超过20 mg。抗精神病药物的使用应缓慢加量，待精神病性症状消失后可逐渐减停药物，维持治疗的时间没有具体规定，视患者的具体情况而定。

2) 抑郁、焦虑症状：对焦虑抑郁症状明显、持续时间较长、影响社会功能的患者可以使用抗焦虑、抗抑郁药。5-羟色胺（5-HT）再摄取抑制剂（SSRIs），5-HT和去甲肾上腺素再摄取抑制剂，米氮平，曲唑酮等药物均可选用。如氟西汀（20~40 mg/d）、帕罗西汀（20~40 mg/d）、舍曲林（50~150 mg/d）、氟伏沙明（50~200 mg/d）、西酞普兰（20~40 mg/d）、艾司西酞普兰（10~20 mg/d）、文拉法辛（75~225 mg/d）、米氮平（30~45 mg/d）等。抗焦虑、抗抑郁药物的使用应缓慢加量，待症状消失后可逐渐减停药物，维持治疗的时间没有具体规定，视患者的具体情况而定。

急性焦虑症状也可使用苯二氮䓬类药物，但应注意防止此类药物滥用，不宜长期大量使用。如焦虑症状持续存在，也可选用坦度螺酮（20~60 mg/d）或SSRIs等非苯二氮䓬类药物治疗。

3) 认知功能障碍：对认知功能损害明显者可试用改善脑功能的药物。

4) 稽延性精神症状：稽延性焦虑与抑郁情绪的治疗通常可

采用心理-社会治疗方法，症状严重者可采取上述抗焦虑、抗抑郁药物治疗。治疗稽延性精神病性症状基本上应遵循慢性“功能性精神病”的治疗原则。

（2）相关躯体障碍的治疗

1）泌尿系统损害：对氯胺酮所致的泌尿系统损害目前尚无确切有效的治疗方法，停止氯胺酮使用是解决泌尿道症状最好的办法。最新研究表明，持续戒断 1 年以上者其膀胱容积较继续使用者和戒断不足 3 个月者明显要大。在氯胺酮持续使用者中尚无泌尿系统症状自发缓解的报道，但在戒断后又重新使用氯胺酮者却发现有泌尿道症状的复发和恶化。

以下药物治疗对缓解症状有一定效果：①戊糖多硫酸钠增加损害的膀胱壁的黏多糖层，可以减轻痛苦；②膀胱内使用透明质酸保护膀胱壁；③抗生素，适用于尿常规检查有白细胞者，如头孢克肟 100 mg 每日 2 次口服，氧氟沙星 0.2 g 每日 2 次口服，莫西沙星 400 mg 每日 1 次口服等；④肾上腺素能受体阻滞剂，如坦索罗辛 0.2 mg 每日 1 次口服，甲磺酸多沙唑嗪 1~4 mg 每日 1 次口服；⑤胆碱能受体阻滞剂，如酒石酸托特罗定 2 mg 每日 2 次口服，疗程应视症状缓解情况，一般可持续用药 2~4 周，必要时请相关科室会诊，协助处理；⑥外科手术，包括肠膀胱成形术、膀胱切除及尿道再造等，这些只有在患者戒断后及上述办法处理无效后进行。

2）鼻部并发症的治疗：①慢性鼻炎，戒断鼻吸氯胺酮是治疗的关键。局部治疗包括鼻内用糖皮质激素、减充血剂滴鼻以及生理盐水鼻腔冲洗等。②鼻中隔穿孔，保守治疗可每日用盐水冲洗鼻腔，用 10%硝酸银烧灼穿孔边缘的肉芽组织，并涂以 2%黄降汞等，直至穿孔愈合，无效者可行鼻中隔穿孔修补术。③鼻出血，少量出血无休克者，应取坐位或半卧位，需明确出血部位并及时止血。多数是鼻中隔前下部出血，一般出血量少，可嘱患者用手指捏紧两侧鼻翼 10~15 min，可用 0.1%肾上腺素棉片置入鼻腔止血；出血量较多时，可用填塞法止血。一旦出血量大，难以止住，有可能出现休克者，应及时转专科处理。

3）腹痛的治疗：对上腹痛的处理主要是停止使用和对症治疗。停止使用与继续使用者上腹痛减轻的比值比是 12.5（95% *CI* 1.2～130）。如果伴有胆囊炎、胆管扩张等，需同时治疗。

3. 心理行为治疗 与其他药物滥用相似，氯胺酮滥用是生物、心理、社会因素相互作用的结果。氯胺酮依赖者会出现心理行为与家庭、社会影响等一系列不良后果，复吸也与诸多心理、社会因素有关。因此，心理行为治疗是氯胺酮滥用及相关障碍治疗的一个重要内容。

心理行为治疗的主要目标包括：强化患者治疗动机；改变患者对药物滥用相关问题的错误认知；帮助患者识别及应对导致复吸的高危因素；提高患者的生活技能和社会适应能力，建立健康的生活方式；提高患者抵抗毒品诱惑的能力，保持长期操守等。

常用方法有动机强化治疗、认知治疗、集体治疗、家庭治疗及预防复吸训练等，治疗者可以根据个体特征选择使用。

（三）规范化治疗程序

对慢性氯胺酮依赖患者的治疗程序见图 5-1。

二、氯胺酮中毒

氯胺酮中毒的心理行为效应可分为 3 个阶段：①第一阶段，意识清晰，有轻度的心理学效应；②第二阶段，麻木、木僵或浅昏迷，对疼痛刺激有反应；③第三阶段，昏迷，对疼痛刺激无反应。心理效应的时程变异性较大，难以预测。因此，即便是恢复期的患者，仍应严密观察直到症状完全消失，通常至少

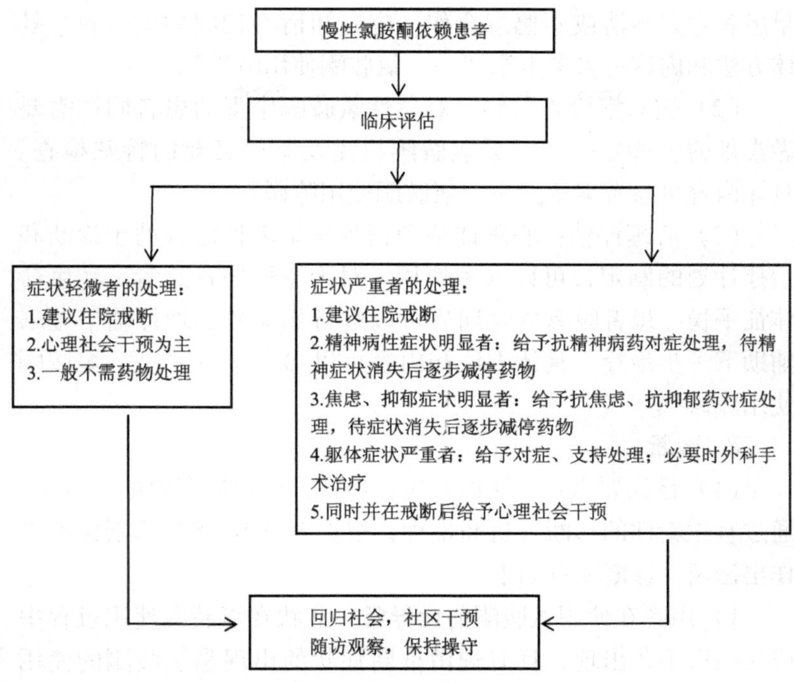

图 5-1　慢性氯胺酮依赖者的治疗程序

需要观察 12 h。总体来讲，氯胺酮的急性中毒效应较苯环利定的急性中毒效应程度相对轻且持续时间短，可能与氯胺酮的半衰期短有关。氯胺酮的效能仅为苯环利定的 1/50～1/10，该药产生精神病性症状的几率远少于苯环利定，儿童使用者很少出现精神病性症状。由于氯胺酮能快速吸收并由尿中排出，中毒症状常在支持性处理后 2～6 h 恢复，恢复时间在不同个体间差异很大。

（一）临床评估与诊断

1. 评估

（1）病史资料：收集病史资料是建立正确诊断的基础。如果患者意识不清或不愿意合作，应向知情者询问病史资料。具体方法和内容可参考本章“一、氯胺酮使用障碍”。

（2）实验室检查资料：对急性氯胺酮中毒的患者同样需要做常规的实验室检查、尿氯胺酮检测及某些必要的特殊检查。具体内容可参考本章“一、氯胺酮使用障碍”。

（3）心理评估：心理评估和精神科量表评定有助于诊断和治疗计划的制定，可以参考使用。对于急性中毒患者，在生命体征平稳，患者脱离危险期后可以进行相应的心理评估措施来辅助下一步治疗。具体方法和内容可以参考本章“一、氯胺酮使用障碍”。

2. 诊断

（1）诊断要点：临床医师应在获得上述临床资料的基础上，通过有逻辑性的诊断分析和推理，根据 ICD-10 相关诊断标准来作出诊断。诊断要点如下。

1）患者在使用氯胺酮前无异常，症状在氯胺酮使用过程中或使用后不久出现，且有理由推断症状的出现是氯胺酮的使用所致。

2）患者的症状表现符合氯胺酮使用的药理学效应。如知觉障碍（人格解体、现实解体），幻觉妄想状态及激越兴奋状态等。急性中毒时常出现谵妄状态，患者意识模糊，时间、空间及人物定向障碍，无法进行有效交谈等，症状消失后患者往往不能回忆当时状况。

3）症状表现与使用剂量、使用者的耐受性等有关，具有自限性。如果症状持续，则要做仔细的临床评估，确定是否由于其他临床问题所致。

4）尿检或血液检查证实只有氯胺酮使用的证据。如果伴有其他物质使用，则属于多药滥用中毒。

5）患者的症状不是由于其他脑或躯体疾病所致，也不能用其他精神疾病或物质使用障碍来解释。

（2）鉴别诊断：尽管氯胺酮中毒的初步诊断可以通过病史、临床体征和症状来建立，但只有血和尿检氯胺酮阳性方可明确诊断。由于氯胺酮中毒的精神病性表现可能与紧张型精神分裂症、其他致幻剂引起的急性中毒性精神病及多种急性脑器质性综合征相混淆，需要鉴别。

1）与脑器质性及躯体疾病所致精神障碍的鉴别要点：①躯体疾病与精神症状的出现在时间上关系密切，病情的消长常与原发疾病相平行；②症状多在意识障碍的背景上出现，幻觉常以幻视为主，症状可有昼轻夜重。某些患者由于病变的部位不同，还会有相应的症状和体征；③体格检查、实验室检查和脑影像学检查常可找到相关的证据；④氯胺酮中毒容易引起眼球震颤，心血管、泌尿系统症状，而脑器质性精神障碍者很少出现。

2）与精神分裂症的鉴别要点：①有氯胺酮滥用史；②幻觉、妄想、情感淡漠等精神病性症状的出现与氯胺酮使用在时间上关系密切；③氯胺酮检测结果阳性；④氯胺酮所致精神病性症状一般持续时间较短，症状缓解较快，有意识障碍、眼球震颤及心血管、泌尿系统症状等。

3）其他精神障碍：氯胺酮滥用者可出现躁狂和抑郁的某些症状，也可以出现紧张担心与不安，故应与心境障碍和焦虑症鉴别。有氯胺酮滥用史，氯胺酮使用与疾病症状的出现和消退关系密切，氯胺酮检测结果阳性等有助于鉴别。

4）其他药物急性中毒：鉴别主要依据过量用药史，临床表现（是否符合尿检阳性药物中毒的药理特性），药物实验室检测结果等。

（二）治疗原则与方法

1. 治疗原则及目标　目前尚无对抗氯胺酮中毒的有效拮抗剂。治疗原则与措施同其他药物中毒类似，以支持性治疗与对症处理为主。

具体措施：支持治疗与对症处理；采用心理安慰以消除其疑虑；将患者隔离在一个安静的房间，避免声光刺激等外界刺激，密切观察，直到症状消失。对处于急性谵妄状态及攻击、激越症状明显者，为保证患者的安全，可行短期的保护性约束。轻度中毒者可以不使用药物治疗。中、重度中毒是医疗急症，需要在综合医疗机构进行治疗。应该注意的是，大多数氯胺酮急性中毒患者缓解迅速，症状严重和（或）症状持续存在者，需要考虑共病其他疾病的可能性。

治疗目标：维持生命功能稳定，直到体内的毒物排完为止。

2. 急性精神症状的治疗 症状严重，尤其是有攻击、激越行为者，可使用地西泮 10 mg 或更高剂量等效的苯二氮草类药物肌内注射，持续滴定以控制严重的焦虑、激越或精神病性行为，直到患者出现满意的镇静状态（剂量要个体化）。由于苯二氮䓬类药物高剂量使用可降低肾脏对氯胺酮的清除率，应予注意。若苯二氮䓬类不能很好地控制精神病状态，可选用氟哌啶醇 2.5~10 mg/次，肌内注射，2~3 次/d，一天总量不宜超过20 mg。也可选用利培酮、奥氮平等第二代抗精神病药物常规剂量口服。

对急性谵妄、兴奋躁动者可给予氟哌啶醇 2.5~10 mg/次，肌内注射，必要时可重复，每日总量不宜超过 20 mg。此时，要特别注意躯体及生命体征的监测。

在急性中毒症状消除后，如患者仍持续存在精神症状，可参考“一、氯胺酮使用障碍”精神症状的处理方法处理。

3. 急性躯体症状的治疗 中、重度氯胺酮中毒最常出现的躯体症状为自限性的窦性心动过速伴有胸痛，一般不需特殊处理。少数患者可出现心力衰竭，则应请心内科医师协助治疗。

其他常见的症状为与膀胱炎一致的下尿道症状和上腹痛，这些多发生在慢性使用的急性中毒患者。治疗方法可以参考“一、氯胺酮使用障碍”。

颅内出血、发热、抽搐、横纹肌溶解、急性肾衰竭、呼吸兴奋或抑制、支气管分泌物增加、支气管扩张属于少见症状，一旦出现可行对症处理，必要时请相关科室会诊，指导治疗。

如出现呼吸心跳骤停，应遵循 C-A-B（胸外按压、开放气道、人工呼吸）这一心肺复苏急救程序进行急救，给予必要的呼吸、循环支持，并及时转送到有条件的医院进行抢救。

（三）规范化治疗程序

急性氯胺酮中毒的治疗流程见图 5-2。

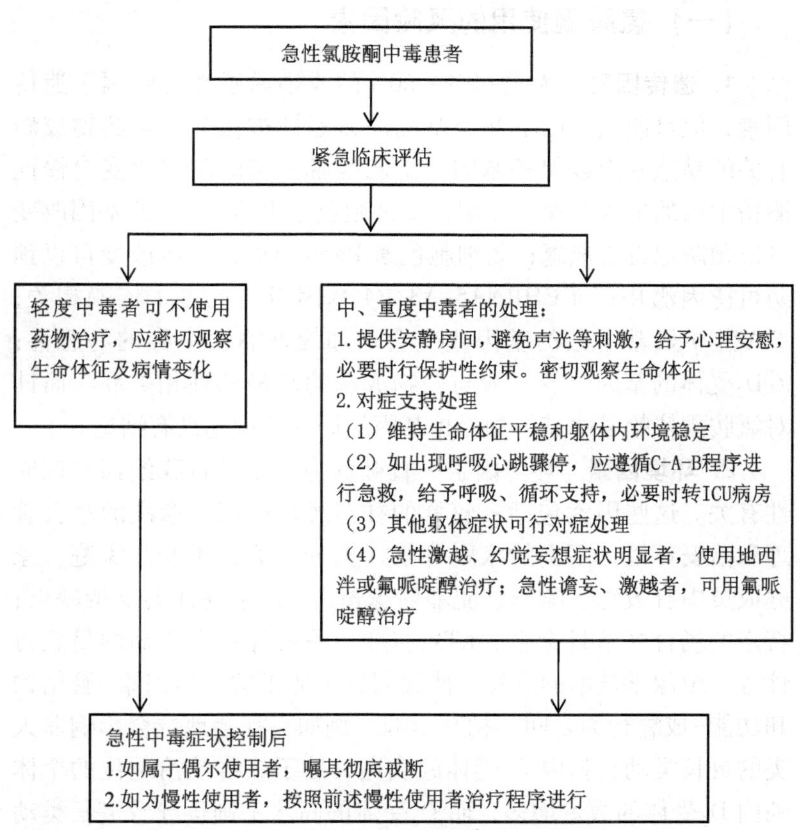

图 5-2 急性氯胺酮中毒的治疗流程

三、风险及预后

与其他精神活性物质类似，氯胺酮成瘾或滥用的风险（高危）因素也涉及遗传、环境、个体自身状况等多个方面。迄今为止，对于遗传易感性的干预方法还非常有限；而环境因素及个体的自身状况则很多方面可以被人为干预，是临床实践中需要重点关注的因素。

（一）氯胺酮使用的风险因素

1. 遗传因素 人类 40%～60% 的成瘾易感性可归因于遗传因素，但目前只有以下几个基因的多态性被认为是与药物成瘾有关的易感基因或保护基因。①乙醇脱氢酶的基因改变对慢性酒精中毒的形成有保护作用；②细胞色素 P450 2A6 的基因改变可以预防尼古丁成瘾；③细胞色素 P450 2D6 的基因改变可以预防可待因滥用；④CHRNA5/A3/B4 基因组与尼古丁依赖相关；⑤A型 γ-氨基丁胺的基因改变会增加慢性酒精中毒的易感性；⑥D_2受体的基因改变一般与药物成瘾的高易感性相关联。而针对氯胺酮依赖易感基因和保护基因的研究还远远没有结论。

2. 环境因素 环境因素一直被认为与毒品自我给药的倾向性有关。这些因素包括：较低的社会经济阶层；紊乱的社会管理和治安环境；不良的家庭背景（离异家庭，不和睦家庭，家庭成员中有吸毒、酗酒、犯罪者家庭等）；家庭社会支持缺乏；特定的场合（节日聚会、KTV 包厢、酒后等）和毒品的易获得性等。影像学技术的发展，使我们有可能了解环境因素-脑结构和功能-成瘾行为之间的相互影响。例如，社会地位会影响非人类的灵长类动物脑内 D_2受体的表达，处于族群统治地位的个体脑内 D_2受体的数量增多，而 D_2受体的高水平则会导致灵长类动物用药量的显著减少。

3. 个人因素

（1）对氯胺酮的危害缺乏足够认识：多数使用者对氯胺酮的危害认识不足，认为偶尔玩玩不会成瘾，认为自己有足够的意志力把控使用，认为氯胺酮不会成瘾。有的人把冰毒、氯胺酮当作兴奋药和助性药等。

（2）特殊的高危人群

1）青少年群体：这类人正处在生理、心理发育时期，好奇心重，辨别是非能力不强，自我控制力差，社会经验少，易受到同辈群体的影响，这些特点如果加上各种应激因素、不良交往和对毒品的错误认知，使其成为毒品滥用的高危人群。这部分人群常易受别人的引诱而使用毒品。目前的调查显示，外出务工青年人员吸毒数量增加，其原因大多为别人诱惑所致。

2）私营业主或白领：属于比较有钱的所谓“成功人士”，由于认知的偏差，他们视吸食氯胺酮等新型毒品为“时髦”行为，甚至将聚众吸毒视为一种社交方式和高档次享受的标志。

3）共患精神疾病者：精神疾病患者中物质滥用和成瘾的患病风险明显高于普通人群。精神疾病与物质滥用的高共病率，其原因可能部分归因于两者在环境、遗传和神经生物学因素方面有部分重叠。研究表明，物质滥用者共患反社会型人格、边缘型人格、双相障碍、焦虑障碍等精神疾病的比例高。一方面，个体不良的性格特征、情绪活动模式或预先存在的精神疾病，会给他们带来更多的社会应激；而另一方面，新的应激又会加剧他们的心理痛苦而形成恶性循环。应付方式单调、人际关系不良、家庭社会支持缺乏，会使这部分人选择不当的自我药疗（self-medicate）来减轻精神、躯体痛苦，如果此时受到不良诱导和缺乏正确的求助方式，个体就可能选择毒品来减轻痛苦，从而造成滥用。

另外，精神活性物质的慢性使用能够导致神经生理改变，使个体罹患精神疾病的风险增高。因此，针对精神障碍的早期评估和早期治疗相结合来预防以自我药疗为起始的药物成瘾是一种有效的策略。

（二）预防复发的措施

1. 基本措施 针对普通民众（尤其是青少年人群）进行有关毒品知识的广泛宣传，将毒品使用的危害植根于大众意识之中，营造一个“全民防毒、全民戒毒”的大环境，把防止青少年时期的药物早期暴露作为对抗药物成瘾的重要策略。介绍导致吸毒的高危因素，吸毒者的早期表现，提高民众识别能力，争取早期治疗。加强对毒品的打击力度，从源头上截断或减少毒品的可及性。

2. 改变治疗理念，系统治疗成瘾患者 药物成瘾导致的神经生理学适应性改变的相关知识正在引导着新的成瘾预防和治疗策略的发展。

长期药物暴露导致的脑内适应性改变会持久存在，因此我们必须把成瘾视为慢性疾病，就像对待其他慢性疾病（如高血压、糖尿病）一样来处理。对大多数成瘾者来说，长期治疗是必需的，这种“慢性疾病”的定义也将改变对治疗结果的预期：①就像其他慢性疾病一样，中止治疗可能导致复吸；②复吸不应该被定义为治疗的失败（虽然大多数成瘾的案例是这样认为的），而应视为在治疗有效时，因缺乏依从或者耐受而出现的暂时性挫折；③药物成瘾的治疗在复发与康复的比率方面与其他慢性疾病是相似的；④就像其他“多系统”慢性疾病一样，成瘾治疗需要涵盖多个大脑环路（如犒赏、动机、学习、抑制控制和执行功能），这些环路损伤所伴发的行为说明需要多渠道的方法来治疗成瘾个体。

（1）药物干预：药物干预可以划分为两类。一类是干扰药物滥用所致的强化效应，可能机制包括干扰与药物的结合，减弱或者消除药物介导的多巴胺增加，减少或者消除突触后多巴胺反应，减少药物向脑部的传递，用药物触发厌恶反应。另一类是代偿早期便已出现的或长期使用才发展起来的适应性改变的药物，可能机制包括减少药物的优先激励效应，增强自然强化物的“突显”效应，干预条件性反应、应激引起的复吸或者躯体戒断反应。

目前，FDA批准上市的药物包括：①戒酒药，如双硫仑（戒酒硫）、纳曲酮、阿坎酸及托吡酯；②戒烟药，如伐尼克兰和安非他酮；③戒海洛因/阿片药物，如纳曲酮、美沙酮及丁丙诺啡。此外，还有多种药物尚在研究之中。遗憾的是，目前尚无针对氯胺酮依赖的药物。

（2）认知-行为干预：同样，各种行为干预技术的使用对改变患者的不良认知，增强控制能力和执行功能，强化治疗动机和治疗依从性等有帮助。目前认为，以认知-行为治疗和药物治疗相结合的方法来弥补或抵消慢性药物暴露导致的神经生理改变，可能会比单独使用其中一种治疗方式更为有效和持久。

（3）社区干预：药物滥用使大多数患者疏远了家庭和社区，隔离感增加，从而影响了治疗和康复。因为家庭和社区是完整、有效的治疗和康复体系的重要组成部分，所以我们必须尽力减少成瘾“污名”（stigma）对干预效果和康复所造成的阻碍。

对于成瘾行为这种慢性脑部疾病来说，开展由政府主导、医学界参与的大规模预防和治疗项目至关重要，就像对某些传染病的大规模群防群治一样，才有可能收到好的效益。急性脱毒机构与社区康复中心的无缝化连接，无毒社区的建立等，都是预防复吸的有效措施。

目前，制约成瘾行为预防与复发的因素包括：①医疗资源的缺乏（急性脱毒病房、社区治疗中心等）；②医疗保险政策的覆盖；③制药行业参与力度不够等。

（刘铁桥）

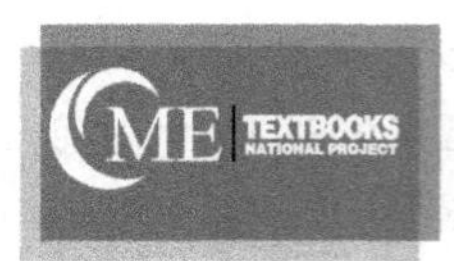

阿片类物质相关障碍

第 6 章

阿片类物质是指对人体产生类似吗啡效应的系列药物，包括天然的阿片碱及其半合成衍生物和人工合成两大类。前者主要有阿片、吗啡、海洛因、丁丙诺啡、氢可酮、羟可酮、可待因等；后者主要有苯哌啶类如哌替啶、阿法罗定、芬太尼，二苯甲烷类如美沙酮，吗啡烷类如左吗南、曲马多，苯并吗啡烷类如喷他佐辛等。内源性阿片类物质包括内啡肽和脑啡肽。本章主要讨论外源性阿片类物质使用障碍。阿片类物质具有镇痛、镇静、致欣快、呼吸抑制、胃肠道抑制、缩瞳等药理作用。其处方药适应证包括镇痛、镇静、镇咳、止泻等，非医疗目的使用阿片类药物以及使用非法的阿片类物质如海洛因将引起机体耐受和神经适应性改变，进而出现依赖、反复戒断、过量中毒等临床疾病。本章将分别介绍阿片类中毒和阿片类依赖及戒断的临床评估与诊断、治疗原则与方法、治疗规范化程序、风险及预后等内容。

一、阿片类物质中毒

当阿片类物质使用量超过躯体耐受剂量时可出现中毒。严重的中毒会使个体在数分钟内死亡。急性过量中毒造成严重后果主要与阿片类受体兴奋对呼吸功能抑制有关。许多因素可增加阿片类物质过量中毒的风险，如与中枢神经系统抑制类物质（如苯二氮䓬类和酒精）同时使用，使用其他药物和（或）遗传因素，肝、肾功能异常，长期使用拮抗剂如纳曲酮等。

（一）临床评估与诊断

阿片类物质中毒确诊的主要依据是阿片类物质的使用以及相关的临床表现。使用阿片类物质可通过病史及体液药检核实。评估与诊断过程与一般临床诊断过程并无不同，包括如下几部分。

1. 评估

（1）病史采集：病史可以来自于旁观者、家庭人员、朋友等。药瓶、用药工具、目击人等均可帮助获得可帮助确诊的病史信息。如存在相关表现，但无尿检证据，则可看病前危险因素，例如抑郁、人际关系障碍、人格问题等特殊线索来确定风险程度。除常规需采集的临床病史资料外，应确定摄取时间、剂量、共用物质以及成瘾情况。

（2）临床表现：阿片类物质中毒见于以下 4 种情况。①慢性耐受者停止使用后戒断出现并迅速达到高峰，补偿性超量使用。②慢性耐受者停止使用后躯体耐受性下降，使用与停止使用前同剂量的阿片类物质导致中毒。③阿片类物质单独使用并未超过躯体耐受量，但合并其他物质使用因药物相互作用或因共同效应的叠加导致中毒。因共患躯体疾病导致躯体耐受力的下降，在未明显增加使用剂量时中毒。④阿片物质纯度的改变，共患病，误用等。

阿片类物质中毒的典型症状为三联征：中枢神经系统抑制、呼吸抑制和瞳孔缩小。如存在可疑病史的个体出现此三联征，则应当考虑阿片类物质过量中毒。中毒程度不同，则临床表现有所不同。轻度并且时间较短的中毒表现为安静、嗜睡、呼吸缓慢、瞳孔缩小，这也被认为是阿片类物质中毒的早期特征性症状，随着中毒程度的加深以及其他损害引起的附加症状的出现，临床表现变得复杂。但总体上仍表现为相互联系的一组症状。

1）呼吸抑制：呼吸抑制是引起严重后果的始动因素，附加临床表现多与之相关，其他核心临床表现也因呼吸抑制的程度及持续时间变得扑朔迷离。表现为呼吸频率和（或）深度下降，如呼吸频率低至4~6次/分常代表患者出现中~重度的中毒。正常情况下，躯体的缺氧会通过各种机制，如通过窦弓反射和直接兴奋呼吸中枢而驱动呼吸，但这种驱动会被严重过量的阿片类物质使用产生的强大的中枢神经系统抑制作用所覆盖，因此，阿片类物质急性中毒个体因通气不足而处于极度的危险之中。轻度的呼吸抑制者，在阿片类物质效应消失后可能会感到不适。严重的呼吸抑制则可能使个体在数分钟内死亡。

2）意识障碍：是阿片类中毒的特征性表现之一，程度可从嗜睡直至深度昏迷。其原因可能来自于阿片类物质对中枢神经系统的直接抑制作用，但因为呼吸抑制作用的存在，重度及长时间中毒个体的昏迷很可能代表了高度危险的脑缺氧脑水肿甚至脑疝。因此，并不能简单地将意识障碍当作阿片类物质的中枢神经抑制作用。

3）瞳孔缩小：是阿片类物质中毒的特征性症状。注意，重症患者可能因中枢神经系统缺氧而出现瞳孔散大，吗啡、哌替啶、喷他佐辛、复方苯乙哌啶［苯乙哌啶（又称地芬诺酯）与阿托品的复方制剂］中毒常常会出现瞳孔散大或固定。对临床工作者来说，应意识到阿片类物质暴露并非总是引起瞳孔缩小，呼吸抑制是更特征性的，需要优先处理的病理过程。

4）其他伴随症状：阿片类物质对心血管系统的抑制会引起中度的外周血管舒张，并引起直立性低血压。与呼吸抑制引起的低氧血症叠加，个体还会表现为发绀。阿片类物质也会延长胃肠道转运时间，可能引起吸收延迟。恶心呕吐可能在中毒早期出现，并可能是一过性的。粉红色泡沫痰、缺氧和支气管痉挛强烈提示急性肺损伤。瘙痒、皮肤潮红以及荨麻疹可能因组胺释放而出现。癫痫全面发作罕见，但常见于婴幼儿急性中毒，因为在婴幼儿可引起神经系统的异常放电。成人癫痫发作则提示哌替啶或丙氧芬注射。听觉丧失被认为与海洛因和酒精相关，但一般认为其是可逆的。其他伴随症状还有急性精神状态改变（如梦魇、焦虑、激动、欣快、烦躁、抑郁、妄想和幻觉），结膜充血，肌肉僵硬，心律失常等。

（3）体格检查：体格检查的作用是查知存在哪些前述临床表现，及其组合形式。检查一般情况、共患病情况，了解中毒程度以及继发病理变化。常规的体格检查包括营养状态，各重要脏器状态，同时特别注意意识、呼吸、瞳孔状态。意识障碍、呼吸抑制、瞳孔缩小三联征是阿片类物质中毒最为特征性的症状，对判断中毒深度非常重要。意识障碍可处于嗜睡到昏迷之间的各个程度，呼吸频率低至 4~6 次/分时代表患者出现中~重度的中毒。单纯阿片类中毒时瞳孔可缩小至针尖样，如两侧瞳孔不等大、瞳孔对光反射异常甚至瞳孔散大、固定，多表示出现严重缺氧、脑水肿、脑疝。可存在肌张力增高，腱反射活跃或亢进，有时出现病理反射。

（4）实验室检查：体液毒物筛查检查（最常用的初筛检验为尿药检）是个体体内是否存在可疑物质的直接证据。需要注意的是，这项结果只能为中毒程度提供参考。如果存在肾功能障碍等疾病，则定量尿药检检出的浓度可与体内浓度结果不相称。其他辅助性检查及检验，可根据各地条件进行，包括心、肝、肾等重要器官功能状态的检查，必要时进行血气分析等。其目的是了解个体其他方面的情况。

（5）通过评估明确下列问题

1）用体液检查来辅助确定阿片类物质或其他物质使用。

2）评估其他物质合用情况：考虑其他物质时可考虑用唾液

或呼吸测验（如对酒精的检测）。

3）评估中毒程度：依据患者呼吸抑制程度（频率，深度，血气分析结果），循环系统表现（心率，心律，血压，发绀情况），神经系统表现（意识，瞳孔，反射）。在判断无其他并发症和继发病理改变的情况下，呼吸低至4~6次/分则可判断为中度中毒。严重的血压下降，发绀，心动过缓，心律失常，再加上瞳孔散大、固定，对光反射异常，两侧瞳孔不等大，通常是病情危重，出现严重继发脑缺氧、脑水肿的表现。

4）评估成瘾程度（参见成瘾章节）：既往物质使用情况，成瘾情况。如果是成瘾者出现急性中毒，则应充分考虑后续防复吸治疗。

5）评估共患病及躯体一般情况：阿片类物质使用可致原有躯体疾患恶化。还要确定是否因慢性中毒而导致呼吸循环功能受损的情况。评估患者因共用注射器、危险性行为而导致的传染病，包括艾滋病、梅毒等。一般状况评估。阿片类物质对躯体疾病表现存在明显掩盖，如疼痛等症状。需仔细了解躯体一般情况，防止遗漏重要共患病。

2. 诊断 参照ICD-10阿片类使用急性中毒的诊断标准，阿片类物质中毒的诊断标准见表6-1。

（二）治疗原则与方法

1. 治疗原则 一旦诊断，应当立刻开始解毒治疗。同时要考虑的是解毒治疗后的长期治疗。首要原则是拯救患者生命，并进一步为以后的脱毒治疗、戒断治疗做出准备。因此，治疗的总体目标为：保护患者生命安全，解毒，为后续脱毒及戒断打下基础。

治疗的基本原则如下。

（1）使用解毒剂：优先使用纳洛酮，宁早勿晚，宁滥勿缺，宁多勿少。

表 6-1 阿片类物质中毒的诊断标准（ICD-10）

一、符合急性中毒（F1X. 0）的总体标准，并且如下所示：

1. 必须有行为异常，至少有 1 条下列表现：淡漠和镇静；脱抑制；精神运动性阻滞；注意力受损；判断力受损；个人功能受到影响。

2. 至少有下列症状之一：嗜睡；口齿不清；瞳孔缩小（严重过量缺氧时除外，此时出现瞳孔散大）；意识清晰度下降（即昏睡，昏迷）。

注释：严重急性阿片类物质中毒可出现呼吸抑制（和缺氧）、低血压和低体温。

3. 诊断指南：急性中毒通常与剂量有关（参见 ICD-10）。例外情况可能出现在有潜在机能不良（如肝、肾功能不良）的个体，这些人服用小剂量的物质即可能引起与之不相称的严重毒性反应。

二、ICD-10 的诊断分类编码规则为：

ICD-10 对阿片类物质急性中毒的编码为：F11. 0x。其中前三位编码代表因阿片类物质使用而导致的精神和行为障碍，第四位编码 0 表示急性中毒。第 5 位编码有 8 种情况，分别为：. 00 单纯中毒；. 01 存在外伤或其他身体损伤；. 02 存在其他医学并发症；. 03 谵妄；. 04 感知觉扭曲；. 05 昏迷；. 06 抽搐；. 07 病理性中毒。

（2）全面考虑躯体情况：阿片类受体拮抗剂可迅速而全面地逆转阿片类物质的效应，因此，处理阿片类物质中毒最复杂的是处理阿片类物质中毒引起的继发病理变化。在评估和处置过程中，要全面考虑患者继发的躯体病理变化，要优先考虑脑缺氧情况、循环系统情况、有无肺水肿等躯体情况。

（3）警惕：警惕中毒个体合并使用其他物质；警惕个体对治疗的不良反应；警惕个体成瘾情况。

2. 治疗方法

（1）支持治疗：应当在充分保护患者知情同意权的基础上制定解毒方案。所有的解毒方案均需服从于优先考虑躯体疾病及躯体状态原则。如存在严重并发症，或已出现严重继发症，则需优先处理。依身体具体情况需进行不同程度的营养、支持、维持水电解质平衡和血氧水平等。急性解毒期持续时间短，无法进行心理干预，只能给予心理支持。

（2）抢救方法：抢救是以阿片受体拮抗剂迅速全面地终止阿片类物质对阿片类受体的兴奋效应。这是所有阿片类物质急性中毒救治方法的根本基础。

非阿片类物质成瘾者其体内受体并未因长期的阿片类物质使用而产生耐受，全面而迅速终止体内阿片类物质对阿片类受体的激动作用不会产生戒断反应，因此，用基本抢救方法即可。主要方法：迅速给予足量至过量阿片受体拮抗剂纳洛酮。

在明确阿片类物质中毒的诊断后，应立即给予纳洛酮治疗。开始使用的指征为个体不易被唤醒，并出现明显的呼吸频率下降（如低于 10 次/分）。纳络酮口服无效，须注射给药。其易透过血脑屏障，代谢很快，人血浆 $T_{1/2}$为 30~78 min，主要在肝内生物转化，产物随尿排出。常用给药途径有静脉、肌内、皮下注射，以静脉注射为首选。成人使用剂量为 0.4~2 mg/次，每 2~3 分钟重复一次。连续静脉注射，负荷量 0.005 mg/kg，后以每小时 0.0025 mg/kg 维持。12 岁以下以 0.2 mg/次为宜，如无反应，可在 3~5 分钟内重复应用。小儿剂量为 0.01 mg/kg，也可每小时 10 μg/kg 静脉滴注。

拮抗剂的使用时间需足够长，以充分拮抗体内过量的阿片类物质，在预估个体体内阿片类物质代谢完毕后即可停药。一般情况下阿片类物质的代谢较为迅速，平均代谢时间是 4~5 小时。需注意肝、肾功能对阿片类物质代谢的影响，因此，停药时注意密切观察，如出现症状反跳，则恢复使用。

在给予纳洛酮数分钟内，个体阿片类中毒的特征性症状即应开始恢复。临床观察的指标主要是意识、瞳孔和自主呼吸，其中自主呼吸最为重要。如果使用剂量达到 10 mg 仍未见自主呼吸恢复，未见意识状态恢复，则应考虑存在继发医学情况，如其他器质性损害，需重新考虑诊断问题。最常见的继发问题是因缺氧引起的各个器官功能障碍。如证实是由以上继发症引起的临床表现，则须优先处理继发症。须注意，瞳孔变化对诊断具有提示价值，但对于判断中毒深度等方面参考价值有限。

（3）抢救与维持一体化治疗方法：对发生于阿片类成瘾者的急性中毒，其治疗方法可包括对急性中毒的抢救和后续的脱毒与维持治疗，其治疗目标是帮助中毒患者度过急性中毒和后续戒断反应期，为防复吸治疗打下基础。

治疗对象：个体中毒时间较短、无严重并发症或继发症的阿片类依赖者可选用这种方法。一般情况下，就诊的大多数急性过量中毒个体均适合选用本治疗方法。

治疗方法：此方法以纳洛酮为基础，合并使用洛非西丁来加速或缩短脱毒期，而不使个体出现全面暴发的戒断反应，后期继续使用纳曲酮维持治疗。纳洛酮开始使用以及停止使用的时机，参考前述抢救方法。随着拮抗剂的继续使用，个体将迅速产生戒断表现，在戒断反应出现时即应开始使用洛非西丁对抗戒断症状。约 1 周可度过躯体戒断反应期，并且中毒物质也已基本代谢完毕。因此，在 1 周的急性治疗结束后，可逐步停止或减少辅助治疗的强度，之后以纳曲酮维持对阿片类受体拮抗作用，进入防复吸治疗。

对于严重阿片类中毒，存在长期重度依赖，一般情况较差，预计很难耐受全面阻断阿片类受体所引起的急性戒断反应，但仍可很好耐受麻醉或深度镇静时可选择全麻下脱毒-纳曲酮维持一体化治疗方法。另一类治疗对象是中毒严重，存在严重呼吸抑制，身体一般情况极差，不一定会出现严重的戒断反应，但此时患者因躯体情况而需要 ICU 的支持。这种方法不作为优先选择，是抢救阿片类物质中毒的最后保障。要求在加护病房/重症监护病室进行治疗。在接受纳洛酮或纳曲酮处置时，戒断症状出现时给予麻醉并维持 5~6 小时，之后以纳曲酮维持，并可给予辅助用药（洛非西丁、苯二氮䓬类及其他）对抗戒断症状。维持至少 1 周。疗法的优势在于将患者的呼吸、循环置于人工控制，患者处于无意识状态，不考虑因纳洛酮使用而产生的急性戒断反应，在中毒抢救的同时完成对戒断症状的脱毒治疗，治疗期缩短，不适感最小，同时，此法也给个体提供了最完备的生命支持系统。

注意控制治疗风险：第一是由于患者病情重面临死亡风险；第二是本疗法需大量医疗资源以及花费；第三是有效性仍存在争议，缺少大样本数据进行结局分析。

（三）规范化治疗程序

1. 评估 尽量收集详尽的临床资料，评估阿片类中毒程度；是否共用物质；发生和持续时间；阿片类成瘾程度；有无并发症、继发症，躯体状况如何等。

2. 诊断 明确诊断。确认阿片类物质中毒，共用物质，共患病等。

3. 确定治疗方法 依评估结果合理选择前述治疗方法。在一般生命支持治疗下，尽快使用阿片类受体拮抗剂。非阿片类成瘾者采用单纯解毒治疗；阿片类依赖者推荐选用中毒抢救与纳曲酮维持一体化，或者深度镇静/全麻下脱毒-纳曲酮维持一体化治疗，其间应密切观察病情变化，发现不合理的现象应及时再评估并调整治疗方法。在解毒治疗结束后可采用纳曲酮维持防复吸治疗。需注意，在执行各个步骤时，一定充分保证患方的知情同意权。

（李　静　聂莉莉）

二、阿片类物质相关障碍诊断与治疗

阿片类物质相关障碍诊断主要依据病史或血液、尿液阿片类物质或其代谢产物的浓度检测。治疗一般分两步，即急性期脱毒治疗和脱毒后防止复吸及社会心理康复治疗。

（一）阿片类物质使用障碍及戒断

1. 临床评估

（1）病史采集：除了采集临床一般信息外，采集病史时重点询问使用阿片类物质的种类，剂量，时间（包括使用持续时间、间隔时间和最后一次使用时间），使用方式以及初期使用的原因。其次，应询问个人史，如性格特征、经济水平和家庭环境等。最后，还须了解患者有无不洁性生活史。

（2）体格检查：除常规体格检查外，应特别注意患者的营养状况、皮肤有无因反复注射而引起的瘢痕、溃烂等。神经系统检查应注意意识、瞳孔大小、腱反射、共济运动、震颤以及病理征。常规检查，注意与阿片类物质使用障碍相关的体征。

（3）实验室检查：常规检查包括血、尿、便常规，血生化检查（肝肾功能、电解质），心电图和脑电图，必要时可检查头颅 CT 或 MRI。专科检查包括相应阿片类物质的血浓度测定。一些传染性疾病的检测包括梅毒、艾滋病等血清学测定。

（4）相关心理评估与量表：系统的精神检查，评估出现的精神症状，如意识状态、抑郁焦虑症状等，评估人格特征、生活事件等。

2. 诊断 ICD-10 阿片类药物依赖诊断标准如下。

在以往 12 个月内发生或存在 3 项以上即可诊断为阿片类药物依赖：①对阿片类药物有强烈的渴求及强迫性觅药行为；②对阿片类药物滥用行为的开始、结束及剂量难以控制；③减少或停止滥用阿片类药物时出现生理戒断症状；④耐受性增加，必须使用较高剂量药物才能获得原来较低剂量的感受；⑤因滥用阿片类药物而逐渐丧失原有的兴趣爱好，并影响到家庭和社会关系；⑥不顾身体损害及社会危害，固执地滥用阿片类药物。

（二）治疗原则与目标

1. 治疗原则

（1）中毒与戒断处理：轻至中度阿片类药物急性中毒通常不需要特殊治疗，然而，严重的阿片类药物过量会引起致命的呼吸抑制，需要进急诊科或住院治疗。纳洛酮将逆转呼吸抑制和阿片类药物过量引起的其他表现。阿片类药物戒断治疗的方向是安全地改善急性症状和促进阿片类物质使用障碍患者进入一个长期的治疗计划。

有效的治疗策略包括：美沙酮或丁丙诺啡替代阿片类药物递减法，突然中断阿片类药物，并使用可乐定抑制戒断综合征；可乐定纳曲酮脱毒法。

其他物质同时使用或其他物质引起的戒断症状，使阿片类戒断治疗复杂化，所以经治医师评估患者是否同时吸食其他物质十分重要，特别是酒精、苯二氮䓬类药物或其他抗焦虑药物或镇静剂的吸食。由于缺乏有效的证据和存在不利的风险/效益比，不推荐麻醉辅助快速阿片类脱毒法。

（2）药物治疗：美沙酮或丁丙诺啡维持治疗适合于有长期（1 年以上）阿片类药物依赖病史的患者。治疗目标是要达到一个稳定的阿片激动剂维持剂量以及促进患者参与综合的康复计划。纳曲酮维持治疗是一种选择性策略，但是此方法因患者不能坚持服用纳曲酮，以及较低的治疗保持率，疗效往往有限。

（3）心理治疗：心理治疗是阿片类药物使用障碍患者综合治疗计划中的有效治疗环节。对一些阿片类药物使用障碍患者，行为疗法（如应急处理）、认知行为治疗、精神动力疗法以及集体和家庭疗法是有效的。患者定期参加自助的集体戒毒组织也是有益的。

2. 治疗目标

（1）治疗的初步目标是治疗保持和减少阿片类物质使用或

戒绝。

对于大多数有物质使用障碍的个体，理想的结果是完全停止使用阿片类物质。然而，许多个体既不能也无心达到这个目标，特别是在治疗的早期阶段以及复吸之后。这样的个体仍然能通过帮助减少由持续的阿片类物质使用引起的直接和间接负面影响。在此实践指南中讨论的干预可能会大量减少与阿片类物质滥用或依赖相关的医疗、精神、人际、家庭/家长、职业或其他方面的困难。例如，当开始不能达到戒断时，可以先减少物质使用量和频率，替换较低风险性的物质，减少与阿片类物质使用相关的高风险行为。治疗计划早期的关键目标是让个体一直参与治疗，最终进一步减少物质的使用，降低其伴随的并发症发生率，动机强化性访谈通常会促进这一目标的实现。

（2）降低阿片类物质使用发生的频率和严重性。

长期治疗的主要目标是减少阿片类物质使用的发生频率和严重性。教育个体了解阿片类物质使用触发点，例如环境诱因、应激、暴露于阿片类物质使用的场所。帮助个体发展技能，预防使用物质。这些技能包括识别和避免高风险的处境，以及对可能发生物质使用的处境做出选择及反应。

当以下任何一种情况出现时，个体使用物质的风险都更大：①因为急性或迁延性戒断状态和（或）对物质使用相关诱因产生的经典条件反应，对物质使用产生渴求或冲动；②物质容易获取；③风气会助长物质使用（如假期派对，与其他物质使用者交往）；④消极的情感状态；⑤消极的生活事件，或任何重要的甚至被视为积极的，但包含更多责任的生活事件（如婚姻，孩子的出生，开始上学，或开始一份新工作，工作晋级）；⑥身体不适；⑦非结构化时间或厌烦情绪；⑧不坚持建议的治疗。

许多医生不承认物质使用障碍是慢性病，而且个体以后可能会再发物质使用。因此，当个体在一个较长时期的治疗中表现良好，但随后又重新开始使用物质时，医生们可能会感到灰心。有益的临床策略要明确地预期未来物质使用的现实性，并计划治愈物质使用复发的策略，这样的策略帮助患者和医生最佳地处理并接受由重新使用物质引起的负面结果。

（3）改善心理、社会和适应的功能，防止复发。

阿片类物质使用障碍与以下几方面的损害有关：心理发育和社会调节，家庭和社会的关系，学校和工作绩效，财务状况，健康。

如果想要最佳的结果，物质使用障碍的治疗还应包括这样的策略，它的目标是恢复由物质使用引起的个体损害或损伤：帮助发展有效的人际交往和职业技能以及积极主动的应对技能；加强支持有节制的生活方式的家族关系和人际关系。当个体有伴发精神病或可明显影响复吸风险的普通医疗疾病时（如慢性疼痛、抑郁、焦虑、认知受损和冲动控制障碍），提供综合治疗尤其重要。

（三）急性戒断综合征的治疗

1. 临床表现 阿片类物质成瘾的急性戒断症状是一个自限性过程，一般在停止使用海洛因后 6~8 小时后出现，随即急剧加重，24~72 小时达到高峰，约第 3 天后症状开始明显缓解，约第 5~7 天大部分症状基本消除，第 10~14 天绝大部分症状消失。

（1）疼痛症状群：按出现的频率排列，疼痛症状依次为骨痛、四肢关节疼痛、腰痛、全身肌肉疼痛、头痛等。疼痛症状产生的机制不是机体出现疼痛的部位受到损伤或有病理性改变所致，而是突然中断外源性的阿片类物质后，出现内源性阿片肽的大量缺乏和绝对不足，机体抗痛系统的功能低下和尚未恢复正常的结果。

（2）神经精神症状群：常见有对阿片类物质的强烈渴求感、情绪抑郁、焦虑、烦躁不安、坐卧不安及睡眠障碍等，偶见有错觉、幻觉及谵妄。神经精神症状的产生，主要与阿片类物质介导的脑奖赏通路多巴胺释放减少、边缘系统 5-羟色胺降低和 GABA 递质系统功能低下，以及去甲肾上腺素增多等有关。

（3）其他症状群：自主神经系统症状有流泪、流涕、怕冷、鸡皮征、寒战、冷汗、发热、出汗和寒热交替等；消化系统常见症状有食欲下降、厌食、恶心、呕吐、腹胀、腹痛及腹泻等；呼吸系统常见症状有胸闷、气短、呼吸加快、气管发痒及胸闷等；泌尿系统常见症状有排尿困难、少尿、无尿及滑精等；心血管系统常见症状有心慌、心率加快和血压升高等；也可见体重减轻，原有疾病症状复发或加重。

2. 治疗 急性戒断反应的治疗包括替代治疗和非替代治疗。替代治疗是利用与毒品有相似作用的药物来替代毒品，以减轻戒断症状的严重程度，使患者能较好地耐受，然后在一定时间内将替代药物逐渐减少，最后停用。治疗前应告诉患者替代治疗只能减少痛苦，必须做好忍受痛苦的思想准备。常用的替代药物包括美沙酮和丁丙诺啡。非替代治疗包括可乐定、洛非西汀、中药（如参附胶囊和益安口服液）以及针灸等。

（1）美沙酮的使用：美沙酮是典型的 μ 受体激动剂，能产生吗啡样作用。

1）特点：①能口服，使用方便；②半衰期长，为 22~56 小时，每天只需服用一次；③大剂量可阻滞海洛因的欣快作用；④吸收剂生物利用度稳定，血中最高浓度出现于口服后 2~6 小时，与组织非特异性结合，使身体成为美沙酮的贮存地，使患者口服后很难出现像注射海洛因后的主观感觉。身体的贮存作用也不会使血中浓度突然下降产生戒断反应。

2）用法用量：起始剂量既要足以抑制戒断症状，又不能太大以免出现生命危险。一般来说，首次剂量最好低于 40 mg，一般起始剂量为 10~20 mg，口服后观察以下体征：①瞳孔扩大；②出汗、鸡皮疙瘩、流泪及流涕；③脉搏每分钟增加 10 次；

④收缩压增加 10 mmHg。当4 个体征出现2 个时，再予 10 mg 口服，每4小时观察，必要时在24小时里可再用10 mg。以第一个24小时的总剂量为基准，次日将此剂量分2次服用，然后每天减少10%~20%。

（2）丁丙诺啡的使用：丁丙诺啡是 μ 受体的半激动剂。

1）特点：①非肠道及舌下给药有效，口服生物利用度差；②作用时间较长，每天使用1次即可；③突然戒断时，戒断症状较轻；④能阻止海洛因产生的欣快作用；⑤具有顶限作用，即当达到一定的效应时，即使增加剂量，也不能使效应加强。

2）用法用量：应在戒断症状即将出现时使用，如果在刚吸毒后立即使用，有可能诱发戒断症状。每日给药总量一般不超过8 mg，肌内注射。在末次使用海洛因4小时后应用。轻度依赖1~2 mg/d，分3次给药；中度依赖2.5~4 mg/d，分3次给药；重度依赖4.5~8 mg/d，分3次给药。给药第4天开始减量，先从每日3次换成2次，每次剂量不变；第6日起每日给药2次，剂量减至原药量的2/3或1/2；第8~10日改为每日用药1的早期次；第11~12日停药。

（3）可乐定的使用：可乐定为 α_2受体激动剂。

1）用法用量：首次剂量不宜太大，约为最高日量的2/3，第2~3日增至最高剂量，第5日开始逐渐递减，第11或12天停止给药。具体可参考：第1日剂量为0.1~0.2 mg，每4~6小时一次，最大量1.0 mg；第2~4天改为0.2~0.4 mg，每4~6小时一次，最大量1.2 mg/d；第5天起，每天减少0.2 mg。

2）特点：对渴求、肌肉疼痛等效果较差，不能防止复吸，目前主要用于脱毒治疗的辅助治疗，如在停止使用美沙酮后使用。不良反应为直立性低血压、口干和嗜睡。

（4）纳曲酮的使用

1）纳曲酮是阿片受体拮抗剂，对 μ、κ、δ 三种阿片受体均有阻断作用，能明显减弱或完全阻断阿片类物质与受体的结合，消除阿片类物质产生的强化效应，淡化其对药物的渴求性和身体的依赖性，使其保持正常生活。

2）用药前准备：①停止使用海洛因 7~10 天以上，尿样吗啡检测试验阴性。同时查肝功能。②纳洛酮催瘾试验，尿检吗啡阳性或稽延性戒断症状明显者不进行催瘾试验。催瘾试验出现戒断症状者，必要时 24 小时重新试验。③常用方法，静脉注射催瘾，静脉注射纳洛酮 0.8 mg，观察 40 分钟，无不适，再注射 0.8 mg，如出现自觉体温变化、肌肉或关节疼痛、皮肤瘙痒、腹痛腹泻或心慌焦躁等症状，视为阳性反应。皮下或肌内注射催瘾试验方法同上。

3）用药方法：①导入期，一般 3~5 天，递增剂量一般为 5~15 mg/d。目的是使患者不适症状能够得到观察和有效治疗。②维持期，一般 50 mg/d。每日早餐后顿服。也可周一到周五每日 50 mg，周六为 100 mg。目的是在纳曲酮帮助下回归社会。推荐服用时间为 6 个月以上。

4）不良反应：少数人有恶心呕吐、胃肠不适、食欲差、口渴或头晕等；还有少数人出现睡眠困难、焦虑、易激惹或关节肌肉痛等。

5）注意事项：①可引起氨基转移酶一过性升高，用前或用药期间要检查肝功能。②未经脱毒治疗的阿片类药物依赖者，服用纳曲酮会出现严重的戒断反应。在应用纳曲酮之前 7~10 天内无阿片类物质滥用现象，且尿检阴性和催瘾试验阴性。③治疗期间，需要定期进行尿液吗啡检测。长期服用纳曲酮会使阿片受体上调，增加受体敏感性。如突然停用纳曲酮，转用海洛因，可能会出现严重中毒症状。④治疗期间，需要使用镇痛药物时，避免使用阿片类镇痛药。

（5）其他药物的使用

1）中药治疗：一般来说，中药制剂不含阿片类物质，故对戒断控制不如美沙酮，其临床疗效与可乐定相当，不良反应较少，且能对抗渴求、促进机体康复作用。常用中药制剂包括参附胶囊、益安口服液及安君宁等。

2）其他：苯二氮䓬类药物、曲唑酮及丁螺环酮等主要缓解焦虑和失眠。也可尝试针灸治疗。

（6）心理支持治疗：心理支持治疗虽达到效果较慢，但能针对某些问题如复发等起到良好的治疗效果。

1）认知行为治疗：主要目的是改变导致适应不良行为的认知，改变导致吸毒的行为方式，帮助患者应付渴求，促进患者社会技能恢复，强化患者不吸毒行为。基本思想是找出继而改变适应不良的思维方式，减少负性情绪及行为，增加自控能力以避免复发。基本方法为讨论对吸毒、戒断的矛盾心理，找出诱发渴求、吸毒的情绪及环境因素，找出应付内外不良刺激的方法，打破重新吸毒循环。

2）行为治疗：通过正性强化及负性强化以及惩罚，增加患者的不吸毒行为，减少患者吸毒行为。

3）群体治疗：群体治疗使患者有机会发现他们之间共同的问题，相互理解，表达自己的情感，学习如何表达自己的意愿。

4）家庭治疗：家庭治疗强调人际间、家庭成员间的不良关系是导致吸毒成瘾、治疗后复发的主要原因。家庭治疗应尽可能使每一位家庭成员都参加，定期召开讨论会，讨论吸毒者的人格和行为问题，帮助戒毒者认真遵循治疗康复程序，通过各种活动逐渐加深各个家庭成员之间和家庭与戒毒者之间的相互联系。

5）自助组织：如戒毒匿名会。患者在自助组织里相互帮助，相互鼓励，相互接受，互诉吸毒不良体验及戒毒成功感。周末及假期晚上是复发的最危险时间，尽可能要求这时多参加。戒断成功者可现身说法，指导新来者战胜心瘾及克服不良情绪。

（四）稽延性戒断症状的治疗

稽延性戒断症状是指长期阿片类物质依赖或滥用者在脱毒治疗后的一段时间内，仍反复出现睡眠障碍、躯体症状、精神症状等不同程度的不适症状。这些症状的出现是引起患者再次使用阿片类物质的因素之一，所以对稽延性戒断综合症状的有效治疗是防止再次使用物质的重要措施。具体临床表现及治疗措施如下。

1. 临床表现

（1）睡眠障碍：这是稽延性戒断综合症状最常见的症状。具体临床表现为入睡困难、睡眠浅且易惊醒、早醒、顽固性失眠、睡眠时相颠倒等。

（2）躯体症状：脱毒治疗后患者可出现不同程度的躯体不适症状，如全身乏力、全身难受、肌肉或关节酸痛、四肢不温、盗汗潮热等全身症状；胃肠痉挛性疼痛、恶心呕吐、食欲不振等消化系统症状；咳嗽及痰多等呼吸系统症状；梦遗滑精、女子闭经、性功能下降等生殖功能症状。

（3）精神症状：在临床上焦虑烦躁情绪是仅次于睡眠障碍常见的症状，它存在于脱毒治疗后的各个阶段，同时可伴有情绪压抑、心情抑郁、心慌心悸、紧张不安、强烈的心理渴求等不同程度的精神症状。

2. 治疗

（1）药物治疗

1）西医治疗：患者因长期或大量使用阿片类物质，所以患者不仅对阿片类物质产生了耐受，而且对其他具有相同药理机制的药物产生了交叉耐受。临床上可以充分利用这些交叉耐受性机制来治疗戒断症状，目前临床上常用的是美沙酮和丁丙诺啡。对于因阿片类物质撤退引起的症状主要采用对症治疗，睡眠障碍及焦虑烦躁情绪是临床最常见的两种症状，所以对这两种症状的有效治疗是非常关键的。对睡眠障碍主要以调节为主，即生活起居规律化，形成正常的生物睡眠节律，必要时给予α_2肾上腺素受体激动剂，可乐定可用于治疗焦虑综合征，或镇静催眠抗焦虑药，尽量避免长期大量使用，最好不同种类药物交替使用。对心慌心悸严重患者，可以使用β肾上腺素受体拮抗剂如普奈洛尔、美托洛尔等予以缓解。对全身不适症状，平时应当督促患者注意日常休息，适当进行体育锻炼，肌肉或关节酸痛症状可以使用局部按摩、外用局部止痛剂，必要时可以使用乙酰水杨酸类药物。对胃肠痉挛性疼痛、恶心呕吐、食欲不振等消化系统症状，可以使用消化功能调节药及解痉挛药，如阿洛司琼、西沙必利、东莨菪碱等。对咳嗽及痰多、梦遗滑精、女子闭经、性功能下降等自主神经功能紊乱症状，无须特殊治疗，随着戒毒时间的延长，可以逐渐消失，恢复正常。对于情绪压抑、心情抑郁、烦躁不安等精神症状，主要采用临床心理疏导，必要时可以使用抗抑郁药如米氮平等治疗。

2）中医治疗：目前临床上中医药戒毒以辩证论治为特点，以中医药的多靶点整体治疗作用控制症状，虽然起效缓慢及控制症状不彻底，但作用时间长，无依赖性，临床疗效佳。中医认为稽延性戒断综合症状的产生的机理主要是长期或大量使用阿片类物质之后，使用者的人体机能受损，具体病机是余毒未清、肝肾阳气亏虚、脾肾阳虚、肺脾气虚、寒凝气滞等。中医的治疗原则是清除余毒、补益肝肾、益肺健脾、益气养血、调理情志等。现代中医药学主要包括中药疗法、针灸疗法、耳针及气功疗法等几方面。临床上常用的中药有清风胶囊、益康灵口服液、解毒灵胶囊、半夏厚朴汤加等，这些药物都可以加速排毒戒毒从而降低血液中的毒品浓度，进而改善睡眠，缓解焦虑紧张，消除躯体疼痛，改善性功能，降低阿片类物质依赖者的渴求心理。目前已证实针灸疗法能够明显缓解依赖者对毒品的强烈心理渴求，用电针刺激内关、外关、合谷等穴位可以有效缓解周身疼痛、失眠及焦虑等症状。此外，一些临床试验表明耳针及气功疗法可以减轻戒断症状以及对毒品的强烈渴求心理。

（2）心理、社会治疗：由于稽延性戒断症状的困扰，大部分阿片类物质依赖者或滥用者对于是否停止使用这些物质的心理是矛盾的，这些矛盾的心理对于患者来说是一个挑战。所以临床上在治疗的过程中不能忽视这些看似“正常”矛盾心理。主要采用正确认识、家庭接纳、社会帮助、心理支持等心理治疗措施。目前临床上常用的心理治疗方式有认知行为疗法、行为疗法、心理动力学和人际关系治疗、家庭疗法、集体心理治疗等。一般情况，这些患者不仅具有这些矛盾心理，而且往往具有躯体疾病、家庭或社会问题、精神疾病，所以这些心理治疗方式能够在最大程度上让依赖者或滥用者真实地面对自我，认识到这些阿片类物质的危害性，提高他们的生活自理能力和工作劳动能力，促使他们重新回到工作岗位，再次回到家庭和社会的正常生活。

（五）与精神障碍共病的治疗

阿片类物质使用患者可能会出现精神障碍，如导致患抑郁症的风险升高，或者恶化原发性抑郁症，特别是在阿片慢性中毒过程中，由于躯体及社会心理压力，抑郁症状较为常见；在戒断过程中，失眠症状较为严重；与普通人群相比，阿片类物质使用患者存在反社会性人格障碍较为多见，儿童及青少年存在行为障碍者使用阿片类物质较多。总体而言，相对于其他类物质使用，阿片类物质引起精神障碍相对较少，其出现的精神症状（例如抑郁心境）可能与原发性精神障碍（如持续的抑郁症）的症状类似，必须区分阿片类物质所致精神障碍（如阿片类物质所致抑郁障碍，伴有抑郁障碍特点，阿片类中毒伴有抑郁）和原发性精神障碍。阿片类物质中毒、戒断期间出现的精神症状不同于阿片类物质所致精神障碍，临床诊疗过程中应重视。阿片类物质使用患者通常存在其他物质使用问题，特别是烟草、酒精、大麻、精神兴奋剂及苯二氮䓬类药物，使用这些物质主要是用来缓解戒断，渴求症状，增强阿片药理效应。

与原发性精神障碍鉴别需注意以下几点：阿片类物质是否可能引起出现的精神症状；原发性精神症状是否出现在使用物质之前；在急性物质中毒及戒断反应消失后出现精神症状应持续足够长的时间；是否有其他独立证据支持为非物质使用所致的精神障碍（如既往有过非物质使用引起的精神障碍）。

阿片类物质依赖患者可能会伴有精神障碍和躯体疾病，需要使用药物治疗相应问题；在使用美沙酮或丁丙诺啡进行维持期治疗期间，服用药物应特别注意药物代谢的相互影响。

美沙酮是 μ 受体的完全激动剂，美沙酮主要经过肝脏 P450 系统中 CYP 3A4 及 2B6 进行脱甲基代谢，同时美沙酮经过 ATP 结合盒（ABC）转运体超家族 ABCB1 基因产物 P 糖蛋白（P-glycoprotein，P-gp）进行代谢，这是一种位于细胞膜的蛋白，ABCB1 转运体存在于血脑屏障、肾脏近端小管、胆道系统、胎盘、结肠内部肠上皮细胞绒毛末梢顶部的表面、生殖腺等部位，可以转运像美沙酮这类疏水性物质，可以控制进入中枢神经系统药物数量。动物实验中，戊司泊达可以诱导 P 糖蛋白增加美沙酮透过血脑屏障并增强镇痛效果，而 P 糖蛋白诱导剂利福平阻止透过血脑屏障并降低镇痛效果。丁丙诺啡是 μ 受体高亲和力的部分激动剂，受“天花板效应”的影响，当其达到一定剂量后，药理作用不会随着剂量的增加而增加，而只有副反应会增加，丁丙诺啡主要经过肝脏 P450 系统中 CYP 3A4 及 2C8 进行脱烷烃化代谢。

美沙酮或丁丙诺啡血液浓度过低会导致戒断反应和疼痛阈值降低，而血液浓度过高可能会导致过度镇静、便秘、恶心、呼吸抑制。特别是对于美沙酮而言，可能会导致 Q-T 间期延长，严重时出现尖端扭转型室性心律失常。阿片类物质导致的呼吸抑制被认为是由于作用于脑干的阿片受体所致，导致呼吸低通量、缺氧。Q-T 间期延长主要与 *hERG* 基因编码的心脏快速延迟整流钾电流 Ikr 有关，这是Ⅲ类抗心律失常药物的作用靶点，临床上精神科用药也可以阻断该通道。合并精神科药物时，应特别注意。在同时服用抗精神病药物时，不建议服用甲硫达嗪、硫利达嗪，同时服用氯氮平、氯丙嗪、氟哌利多，氟哌啶醇、奋乃静、舒必利、氨磺必利、利培酮、齐拉西酮等药物时应严密监测心电图 Q-T 间期变化，使用奥氮平则可能相对安全；服用抗抑郁药物时，三环类抗抑郁药中的阿米替林、丙米嗪、氯米帕明、多塞平、去甲替林、马普替林较易导致心律失常，而西酞普兰、艾司西酞普兰、文拉法辛、度洛西汀、米氮平可能相对安全。在服用抗抑郁药物时，尼法唑酮、氟西汀、帕罗西汀、氟伏沙明、舍曲林会抑制 CYP 3A4、2B6 酶，增加美沙酮及丁丙诺啡的血药浓度，增加呼吸抑制及心律失常的风险，而卡马西平、奥卡西平、苯巴比妥、苯妥英钠、丙戊酸钠会诱导 CYP 3A4 降低血药浓度导致戒断反应。在同时服用精神科药物时，特别要注意引起致死性心律失常的危险因素并尽量加以纠正，危险因素包括低钾血症，禁食，心血管疾病史，女性，老年人，心、肝、肾功能不全，交感神经兴奋，甲状腺功能减退，联合用药。

维持期治疗患者常服用苯二氮䓬类药物、酒精、中枢神经系统抑制剂，同时服用苯二氮䓬类药物可能增加美沙酮和丁丙诺啡的阿片类药理效应，增强镇静作用，缩短起效时间，导致依赖，因此，当患者出现失眠、焦虑等症状时，应用苯二氮䓬类药物最佳时间保持在 2~4 周。

阿片类物质使用者特别是静脉使用者常会感染 HIV、丙型肝炎病毒（HCV）、结核等传染病，在同时服用阿扎那韦、地拉韦啶、环丙沙星、红霉素、诺氟沙星、伊曲康唑、酮康唑等药物时，因会抑制 CYP 3A4，导致美沙酮或丁丙诺啡血浆浓度升高而导致毒性反应，应加以注意。

心理治疗对阿片类物质共病精神障碍患者有一定的疗效，可帮助其正确应对生活、工作压力，处理人际关系，缓解抑郁焦虑水平，改善治疗依从性，提高生活质量，从而改善预后。

（谢世平）

三、风险及预防

（一）阿片类物质使用与复发风险因素

阿片类物质使用障碍的发病与复发风险因素较多，可归纳为 3 个方面：一是阿片类物质可获得性；二是具有滥用倾向的易感人群；三是社会环境。

1. 阿片类物质的可获得性 滥用的阿片类物质来自两方面，一是非法阿片类如海洛因，二是处方类阿片药物如镇痛剂。前者依靠政府相关部门的禁毒措施，后者需要严格执行对处方类阿片药物的管理。联合国毒品与犯罪办公室已经公布，2009 年以来，处方类阿片药物的滥用开始上升，同时伴随增加的是阿片类过量死亡率。加强对非法的和处方类阿片药物的管理在控制滥用中非常重要。

2. 易感人群与滥用者 具有一定的遗传素质、患有精神疾病、个性中具有追求新奇刺激特征者均为高危人群，同时，在一些特定的生活事件和心理社会因素促发下滥用发生机会增加。

大量研究显示，阿片类药物依赖是遗传因素与环境因素共同作用所致，家系研究和双生子研究证实，阿片类药物滥用的易感性与遗传因素有关（40%~60%），为多因子遗传方式，如人 μ、κ 阿片受体基因中存在的单核苷酸多态性能改变受体的结合力和信号转导，可能参与成瘾疾病的正常生理、治疗和易患性；多巴胺 D_2 受体基因多态性与海洛因依赖的关联性；脑源性神经营养因子（BDNF）在海洛因产生的神经毒理与成瘾中有着重要的作用，研究表明 BDNF 编码基因的 SNPs（Val66Met）与药物滥用存在关联。当然，这些易感基因定位研究有待取得突破性进展。

非法阿片类滥用常常从青少年时期开始，随着与不良社会个体接触增多，风险开始增加。教育青少年认识毒品、拒绝毒品，被证明是有效的预防策略之一。

慢性疼痛者常常由医源性不合理使用阿片类镇痛药开始形成滥用，由于慢性疼痛原因非常复杂，且常常合并情绪障碍、睡眠障碍、人格障碍等精神问题，使这类患者更加容易发生滥用。当患者出现以下就诊行为时需警惕阿片类药物的滥用：①患者在病情无剧烈变化的情况下，有早期加量使用阿片类或升级使用药物的行为；②患者就诊中要求更多的阿片类药物，或询问处方相关问题；③出现各种原因的补充药物问题，如丢失、散落或被盗药物；④患者从多个提供者、急诊室或非法渠道补充阿片类药物。对策是合理使用阿片类镇痛药物。

阿片类滥用者的其他风险问题包括过量中毒，感染艾滋病，感染病毒性肝炎，其他细菌感染，胎儿及新生儿阿片类中毒及戒断，合用其他精神活性物质（最常见为苯二氮䓬类、烟草、合成毒品等），社会功能受损等。这些均带来大量医学和社会问题，值得在临床医疗中加以诊断和治疗，并与其他部门协作降低相关风险。

3. 社会环境 生活于混乱家庭、遭受虐待、父母有酒药滥用、父母对酒药滥用持放任态度、受不良同辈影响、社区对毒品容忍、校园环境药物滥用等情况下发生滥用的可能性增加。加强对这些行为的测试和干预有助于创造良好的社会环境，改善阿片类滥用。

急诊医疗中常常接待阿片类过量、阿片类戒断甚至阿片类药物的索药者，各类急诊医疗应当加强对阿片类使用障碍的筛查、诊断和相应治疗。筛查推荐使用精神活性物质使用问题筛查量表（ASSIST），必要时进行尿液毒物筛查，对阳性者采用简短干预并转介到物质依赖专科进行后续治疗。

应提高青少年对毒品的认识，定期开展各种形式的宣传教育有助于对毒品的认识。另外，在学校开展随机毒物测试有助于早期发现可能的阿片类滥用和依赖。首先，随机测试作为一种威慑，给学生拒绝来自吸毒同辈的压力的理由；其次，药物测试可以帮助识别已经开始使用毒品的青少年，帮助他们开始接受治疗。

工作场所的毒品检测包括入职测试、随机测试、合理怀疑/追因测试、事故后测试、返岗测试和跟踪测试。一般采用尿液测试，包括海洛因、吗啡等。阳性者必须经过物质依赖专科诊断方能确定是否阿片类依赖，并接受专科治疗。

在上述测试中应该注意法律限定和伦理保护问题。

（二）预防复吸的措施

预防复吸治疗是一个长期过程，推荐采用生物、心理、社会等综合措施，康复治疗贯穿始终，最终实现阿片类依赖患者的全面康复和回归社会。

1. 药物治疗

（1）美沙酮维持治疗：是指在较长时期或长期服用美沙酮来代替海洛因或其他阿片类物质成瘾的一种治疗措施，同时配合心理治疗、行为干预等综合措施，以最终达到减少毒品危害和需求的目的。

1）适应证：年龄在 18 岁以上；使用阿片类物质病史 1 年以上；2 次脱毒治疗失败，间隔在 1 个月以上。

2）用药剂量及方法

①等效剂量：1 mg 美沙酮 = 2 mg 海洛因 = 4 mg 吗啡 = 20 mg

哌替啶（度冷丁）。

②引入期与引入剂量：指开始使用美沙酮并逐步调整剂量到稳定状态的时间，通常为 15～30 天。首次引入剂量的适合与否，直接影响着患者能否顺利进入维持治疗程序。首次剂量不足患者会出现戒断症状，导致偷吸毒品和使用其他戒毒药物，造成患者脱失或出现意外；首次剂量过大会导致美沙酮过量中毒，甚至死亡。因此，首次剂量的确定和用药方法十分重要，常用的有 2 种方法：①逐日递增法，首日量 20～40 mg，以后每 2～3 日递增 5～10 mg，直到患者的戒断症状得到完全控制，主观感觉良好为止。一般需要 15～30 天递增到维持治疗剂量。②一日 2 次法，按临床经验，上午给 20～30 mg，让患者出现戒断症状时或晚上（约 12 小时后）复诊，依据美沙酮的半衰期（大约 12 小时）推算能维持到次日（约 12 小时后）的美沙酮量第二次给予。次日可将前 2 次的剂量相加一次给予，此后再每天酌情增加 5 mg，直到患者的戒断症状得到完全控制，主观感觉良好为止。此法较为安全，但必须告诉患者，出现戒断症状时立刻到门诊服药。然而，实际上许多患者出现戒断症状时往往是先用海洛因后再到门诊。

③维持期与维持剂量：维持期指经过一段时间（通常为 20～30 天）调整完成引入后美沙酮用药剂量相对稳定的时期，可能为数月、数年甚至终生。维持剂量指经医生处方的、理想控制戒断症状的、患者接受的、可抑制渴求感的、不影响意识活动和职业功能的、不出现明显毒副作用的每日美沙酮用药剂量。维持剂量通常应当在 60～100 mg/d，因人而异。

④剂量调整：维持治疗是一个长期的治疗过程。进入稳定的维持状态后，维持剂量还会受合并滥用毒品、合并滥用其他药物、合并使用治疗其他疾病的药物，以及患者在维持治疗中的治疗状态等的影响。因此，应注意依据当时的具体情况，适当调整剂量，以保证最适合的维持剂量。

⑤减量与停药：维持治疗一段时间后，患者的躯体状况、职业功能、家庭功能和社会功能等会逐渐得到改善和趋于稳定。部分患者和家属会主动提出减少美沙酮用药量，甚至停药的要求。应该注意的是，此要求是合理的。只要患者尿检阴性和没有使用非法药品，可以考虑逐渐减量、低剂量维持或缓慢停药，但患者仍应保留在治疗程序中继续接受其他方面的治疗。

3）维持治疗中常见不良反应及处理

①便秘：宜使用润滑性泻药或者是中药（如番泻叶、通大海等），最好从引入期开始。

②口干：鼓励患者多饮水，继续用药可因耐受而缓解或消失。

③嗜睡：可适当降低剂量，或将服药时间调整到晚上。

④头晕：多为一过性，继续用药可因耐受而缓解。

⑤皮疹：多为一过性，继续用药可因耐受而缓解；若数日不退或加重，应考虑停药和转诊治疗。

⑥兴奋多语：见于少数患者，多为一过性，与剂量偏高有关，适当减量后继续用药可因耐受而缓解和消失。

4）维持患者的个案管理

①管理者团队构成：①医生与护士，应包括通科医生、精神科和心理医生及护士，主要负责医疗方面的问题。②社会工作者，可由社工专业或受过专门训练的人员担任，主要负责患者的行为干预和组织各种活动。③义务工作者，社会各界各团体中愿意帮助海洛因成瘾者，并且具有一定专业技能和经验的人，主要协助门诊的各项工作。④同伴辅导员，可由表现较好的，经过挑选和受过培训的，戒毒成功的，或正在接受美沙酮维持治疗的患者担任。应强调的是，同伴辅导必须在医生和社会工作者的领导、监督和管理之下，严格执行医嘱和安排，不能让他们按照他们自己的意愿和行为模式工作。

②医疗及病案管理：由医生和护士负责，包括医疗病历的

建立和书写病程记录，治疗方案的制定与具体执行等。

③非医疗个案管理：由社会工作者负责，包括对患者的各种行为干预和治疗计划安排，帮助患者解决生活和工作中的各种问题。

④综合评估与监测：尿吗啡检测、违法犯罪行为、职业功能、家庭功能和社会功能，以及身体健康状况等，是美沙酮维持治疗的重要评估指标。定期进行评估和前后对比研究是修订和改善治疗方案及效果的重要方法。

（2）纳曲酮维持治疗

1）适应证：适用于已解除阿片类药物依赖的戒断症状，作为康复期辅助治疗，以防止或减少复吸。

用药前应做好以下准备：①应停止使用阿片类药物 7~10 天以上，如使用美沙酮则停药时间应延长至 2 周以上；②尿吗啡检测结果阴性；③服药前纳洛酮激发试验阴性；④肝功能检查基本正常。

2）用法与剂量：口服，小剂量开始，一般为 10~20 mg/d 口服，3~5 天达到维持剂量 50 mg/d。服药时间一般为 3~6 个月。

3）不良反应：少数患者服药后出现恶心、呕吐、胃肠不适、食欲不振、口渴和头晕等症状，也可出现入睡困难、焦虑、易激动、关节肌肉痛和头痛等。纳曲酮不良反应的症状与脱毒后稽延性戒断症状相似，应加以鉴别。

4）注意事项：①纳曲酮具有肝毒性，可引起氨基转移酶一过性升高，使用前和使用中需检查肝功能，肝功能不全者慎用。如治疗期间出现肝功能异常，应停止使用。②未经过脱毒治疗的阿片依赖者服用纳曲酮会引起严重的戒断综合征。③纳曲酮治疗期间要进行尿吗啡检测，了解阿片依赖者治疗依从性。告诫阿片依赖者服用纳曲酮期间若滥用阿片类药物，小剂量不会产生欣快感，大剂量则会出现严重中毒症状，甚至昏迷、死亡。

④纳曲酮治疗期间如需使用镇痛药，应避免使用阿片类镇痛药，以防止降低药效或产生戒断症状。

2. 社会心理治疗 心理行为治疗是阿片类药物依赖治疗的重要内容。

（1）动机强化治疗：帮助阿片依赖者认识自己的问题，制订治疗计划，并帮助阿片依赖者坚持治疗，有助于提高戒毒治疗的成功率。

（2）认知治疗：改变阿片依赖者的不良认知方式，帮助阿片依赖者正确应对急、慢性药物渴求，强化阿片依赖者的不吸毒行为，预防复吸。

（3）预防复吸治疗：帮助阿片依赖者提高自我效能与应对复吸高危情景的能力，识别诱发药物渴求、复吸的心理及环境因素，找出有效应对的方法，降低复吸率。

（4）行为治疗：通过各种行为治疗技术强化不吸毒行为及其他健康行为，降低复吸的可能性。

（5）集体治疗：通过交流发现阿片依赖者间的共同问题，增进阿片依赖者间的交流和理解，制订出切实可行的治疗方案。也可使阿片依赖者在治疗期间相互监督、相互支持，增进其与医师间的接触，有助于预防复吸、促进康复。

（6）家庭治疗：通过改善阿片依赖者的人际关系，特别是与其家庭成员间的关系，促进家庭成员间的感情交流，提高治疗支持程度。

（李　静　聂莉莉）

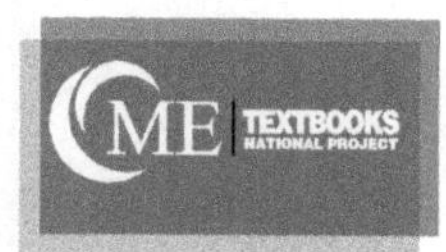

大麻相关障碍

第 7 章

大麻是世界最流行的非法药物，2012 年联合国毒品与犯罪办公室报道全球 15 ~ 64 岁人群中有 2.7% ~ 4.9% 大麻使用者。吸食大麻会造成情绪变化、感知觉被强化、思维加快、动作反应迟缓，也会有心率加快、结膜充血、记忆力损伤、平衡失调等。大麻植物内含有 60 多种大麻素，主要活性成分为四氢大麻酚（THC）和大麻二酚（CBD）。THC 与欣快、易激惹、睡眠障碍等精神活性及心血管效应有关；CBD 有抗精神病、抗焦虑等作用。大麻的效应和 THC 及 CBD 的比例有关。体内主要有 2 种大麻素受体，大麻素受体 1 分布在脑内、脊髓、外周组织，而大麻素受体 2 主要分布在免疫细胞。内源性大麻素是脑内天然的大麻素受体 1 激动剂，其在奖赏、认知、食欲控制、疼痛方面起作用。

一、大麻使用障碍及戒断

偶然的大麻使用会产生各种精神行为效应，一般不会造成持久的心理或躯体损伤，但剂量过高会引起大麻中毒。反复长期使用大麻会导致一系列问题，在临床上最为常见，本文将重点介绍。

（一）临床评估与诊断

1. 评估

（1）临床表现：目前对大麻使用的短期危害已经有了比较多的了解，但对大麻使用的长期后果方面了解还不是很深入，这一方面是因为大麻滥用者中多药物滥用比例较高，单独研究大麻长期使用后果比较困难；另一方面，大麻滥用后的无症状时期比较长，滥用后果需要经历比较长时期才能显示出来。

1）大麻戒断综合征：大麻戒断症状常出现在戒断后 1~3 天，2~6 天时达到高峰，部分典型症状能够持续 2 周或更久。大麻戒断症状包括常见的负性情绪（愤怒、侵犯性、易激惹、焦虑/紧张、抑郁），渴求，睡眠障碍（包括奇怪的梦境），摄食减少，体重改变，以及不常见的躯体不适（腹痛、肌肉疼痛、寒颤、出汗、发抖）等。

2）慢性滥用：长期滥用大麻可能出现呼吸系统损伤及口腔健康问题，增加心脏病、癌前病变、肺癌的风险；增加其他非法药物的滥用及依赖的风险；加重某些精神健康问题，如抑郁、焦虑、精神分裂症等；认知功能损伤，包括注意、记忆、组织、整合信息能力；孕期使用大麻女性生产低体重儿的风险增加；母亲孕期使用大麻的儿童可能存在问题解决、注意等问题，这些问题能持续到成人阶段并损害其学习能力；青少年大麻滥用更可能有较差的学校表现、获得学历较低、失业率高、生活质量低、离家出走、较早的性行为及青少年期怀孕。

（2）筛查：早期识别大麻相关的问题对于治疗大麻使用障碍有利，大麻使用者常因为其他问题（如睡眠差、愤怒、抑郁、焦虑、关系问题、呼吸系统问题）来就诊，且就诊中可能不会提到大麻使用，因此应注重识别大麻相关问题在初级健康机构、社区、学校、高危人群中的筛查。筛查应当简便，主要为了识别大麻使用问题是否存在，对于筛查阳性的患者应当进行简要干预，必要时转介到专业机构。筛查可以使用标准化或者非标准化方式，可以使用开放式或非开放式问题，可以使用筛查量表或问诊。

（3）评估：评估是治疗的第一步，医生应该评估大麻使用及其相关问题。评估过程中注意保护患者隐私，采用非歧视性、中性的态度，提高患者的治疗依从性。使用开放性问题来探讨他们关心的东西及目标，以便于建立良好的治疗联盟。如说说你大麻使用情况？什么原因让你喜欢大麻？对于大麻使用你有没有什么担心的问题？

1）药物使用：如果在专业机构，如住院环境、首次接诊等有条件的环境下，评估尽量全面。主要包括近期大麻或者其他药物使用模式、精神症状、社会心理问题、治疗目标、改变不良行为的动机。

①近期大麻或者其他药物使用模式：随着时间改变大麻的使用量、频率、使用方式、使用后感受；依赖的严重程度，戒断症状，戒断时间及次数，使用情境及诱发因素；其他物质使用问题；过去治疗史，治疗药物及方法，治疗效果，最长戒断期；生物学检测（如尿液等）；目前问题，诱发因素，加重因素，持续使用的因素，保护因素等。

②精神状态：既往精神障碍；精神障碍相关的治疗；精神病家族史；目前精神状态（参照精神检查）；目前及既往自杀风险等。

③社会心理问题：与大麻使用直接或间接相关的问题，如人际关系、躯体健康、财务、认知、法律、职业、学业、居住状态等；认知筛查，如记忆、理解、执行功能、工作记忆、社会认知；患者的优势，正性应对策略，既往成功经历；社会经济地位及社会支持；司法问题，如既往侵犯、指控、定罪、判决、在强制机构关押情况。

④讨论治疗目标：包括大麻使用特定治疗目标（戒断或减

少使用）与其他治疗目标（如情绪控制、职业、人际关系）两个方面。

⑤改变大麻使用行为的动机：尽管大麻使用带来负性结果，但患者本身可能并没有意识到大麻滥用带来的问题。许多使用者仍是在家属、同伴、法庭强迫下就诊的。探讨患者的内外部治疗动机、改变的障碍、既往成功戒断的尝试、改变的利弊、行为改变，这是评估的重要方面，也是提高患者治疗动机、建立良好治疗联盟的机会。

⑥其他病史：对于大麻滥用者，进行常规病史问诊，包括慢性病史，特别是心血管疾病、肺部疾病史；传染病史，特别是性传播疾病、肝炎、结核等；各大系统回顾；个人性格、日常生活能力、社会功能等。

2）体格检查及精神检查：需要对患者进行全面的体格检测及精神检查。体检时按照各大系统进行检查，大麻滥用者可能存在心血管、肺部并发症，特别注意心、肺、肝脏、神经系统体检。精神检查参照精神科常规的精神检查，注意患者的意识（急性中毒），幻觉（幻视、幻听，使用时、使用间期、停用后的幻觉），妄想（妄想出现与大麻使用的关系），思维逻辑，认知功能，情绪（低落高涨、协调性、易惹性），行为（冲动、自伤自杀），自知力等。

3）实验室检查及特殊检查

①常规检查：常规实验室检查包括三大常规、肝肾功能、电解质、C 反应蛋白、心肌酶、血糖、血脂等常规检查，以排除器质性疾病。必要时还需要进行其他检查，包括心电图、胸片、心脏超声排除心肺并发症，可选择腹部 B 超排除肝脏等并发症，对于有条件的场所可以选择头颅影像学检查（如 MRI）排除头颅疾病。

②大麻代谢物检测：大麻进入体内后，THC 代谢为 11-OH-THC、THC-9-COOH 等，可以在血液、尿液、毛发、口腔分泌

物、汗液中检测到。大麻代谢物检测非常重要，可为物质使用及复吸提供客观依据，但应该注意这只能了解患者近期药物使用情况，不能确认是近期问题还是慢性问题。对于大麻代谢物检测时间窗目前仍有争议，时间窗主要受检测技术（测试方法、测试敏感性）、药物代谢变异、代谢及使用途径影响。一般认为单次使用大麻后尿检的时间窗为 3~7 天，慢性使用者时间窗为 10~36 天。

4）相关量表评估：某些相关量表有助于了解大麻使用相关障碍及严重程度，有助于诊断及治疗计划的制定。

①成瘾行为：严重程度量表、成瘾严重程度量表、大麻问题清单，这些量表可帮助评估大麻使用所产生的一系列躯体或精神后果。大麻戒断清单可评估大麻戒断严重程度。

②精神症状评估：大麻使用可伴有精神病性症状、情绪障碍，可使用如症状自评量表、汉米尔顿焦虑量表、汉密尔顿抑郁量表和简明精神病量表对精神症状的严重程度进行评估。

③其他量表：还可以对大麻使用者人格特征、认知功能等方面进行评估。

2. 诊断　本文主要采用 ICD-10 系统介绍大麻使用相关障碍，并结合 DSM-5 进行补充。

（1）大麻有害使用：大麻有害使用的诊断标准包括：精神活性物质使用导致使用者躯体或精神损伤；有害使用的方式经常受到他人的批评；危害使用方式经常与各种类型的负性社会后果相关。如果存在依赖综合征、某种精神性障碍或另一种特殊的药物或酒相关的障碍，则不应该诊断为大麻有害使用。

（2）大麻依赖综合征：大麻依赖的特征是对大麻使用失去控制，尽管有害仍持续使用大麻，并由此带来不良的后果，患者使用药物的冲动感在试图停止或控制药物使用时最常见。ICD-10 大麻依赖的诊断标准为过去 1 年体验过或表现出下列至少 3 条：对使用大麻的强烈渴求或冲动感；对大麻使用行为的开始、结束或剂量难以控制；终止或减少大麻使用时出现生理戒断状态，如大麻戒断综合征，或为了减轻或避免戒断症状而使用大麻（或某种密切关系物质）的意向；耐受的依据，需要增加大麻剂量来达到原先的效应；因使用精神活性物质而逐渐忽视其他的快乐或兴趣，在获取、使用该物质或其作用中恢复过来所花费的时间逐渐增加；持续使用活性物质而不顾其明显的危害性后果，应着重调查使用者是否实际上已经了解损害的性质和严重程度；个体对物质的使用方法逐渐固定也被描述为一种特征性表现。

（3）精神病性障碍：使用大麻期间或之后出现的一类精神现象。其特点为生动的幻觉、人物定向障碍、妄想和（或）牵连观念（常具有偏执或被害色彩）、精神运动性障碍（兴奋或木僵）以及异常的情感表现。感觉往往清晰，可伴有某种程度的意识浑浊，但不存在严重的意识障碍。典型病例在 1 个月内至少部分缓解，而在 6 个月内痊愈。

鉴别诊断：如果患者使用大剂量大麻时，不应仅依据知觉歪曲或幻觉性体验而诊断为精神病性障碍，应考虑急性中毒的可能性。应该与精神分裂症相鉴别，大麻所致的精神病性症状持续较短且停用后可好转。应当考虑大麻加重或诱发另一种精神障碍的可能性，如精神分裂症、心境障碍、偏执型人格障碍。

（4）残留性或迟发性精神病性障碍：持续时间超过了大麻直接效应所能达到的合理期限。起病与大麻使用有直接联系，如果初次起病晚于大麻使用的精神病性障碍发作时间（用大麻后 2 周出现），则需有证明本状态为大麻的残留影响所致。

鉴别诊断：应考虑被药物掩盖、药物作用消退后又重新显露的原本就存在的精神障碍（如惊恐障碍、抑郁障碍、精神分裂症）；对闪回的病例应考虑急性和短暂精神病性障碍；还应考虑器质性损伤或轻、中度精神发育迟滞。

（二）治疗原则及方法

1. 治疗原则 既往认为大麻不会带来严重躯体或精神伤害，成瘾性较低，因此部分地区以控制大麻用量为目标。随着对大麻使用障碍研究的不断深入，目前认为其治疗目标为：完全戒断大麻使用，减少大麻使用带来的躯体及精神损伤，减少戒断期不适，预防复吸维持长期戒断，促进患者回归社会。

目前尚无特异性针对大麻戒断或依赖的药物，主要采取对症治疗缓解大麻使用相关的躯体损伤及精神症状。心理治疗是治疗大麻依赖的重要方法，如动机激励访谈可提高患者治疗动机及改变的决心，认知行为治疗提供有效应对技巧并改变错误认知，家庭治疗改善患者支持系统及减少应激等。社会干预在大麻依赖治疗中也发挥着重要作用，如完善患者支持系统，家庭访谈，人际沟通训练，社会支持，职业支持等。

在治疗大麻使用障碍的过程中，医师应遵循以下基本原则：治疗应该多样化，使大麻滥用者能够比较方便地获得帮助；治疗的评估应该整合到治疗当中，而非独立于治疗，评估后给予患者反馈；让患者尽早参与干预及治疗，使用动机激励访谈的方法来提高参与治疗的积极性；充分告知患者将要接受的治疗及干预，制定恰当的治疗计划，治疗的目标及强度应当个体化；如果有其他药物滥用，应当兼顾大麻及其他物质滥用；由于物质依赖存在复吸的特征，在患者显著的改变发生前，干预应当反复进行；部分患者可能存在其他影响康复的问题；制定治疗目标，但也要兼顾中期目标，逐步达到最终目标；为满足复杂的需求，将大麻使用障碍治疗整合到精神健康或者司法过程中。

2. 治疗方法

（1）药物治疗：大麻滥用者报告他们很难自行停止大麻使用，即使社会心理干预证实对大麻依赖部分有效，但大麻复吸率和其他毒品相似。大麻滥用及依赖治疗比较困难，需要药物治疗等更多临床选择。

1）戒断症状的药物治疗：目前尚无研究证实大麻逐渐停用可减少戒断症状的发生，或者更容易维持戒断。大麻戒断症状的处理能够使滥用者受益，对于想要缓慢停用的患者应该确定一个戒断日期，或接下来2~3周逐渐停用大麻。目前针对大麻戒断的相关药物治疗尚处于试验阶段，因此没有推荐的药物治疗。医生可根据患者的临床表现进行对症治疗，如对于戒断时伴有严重睡眠障碍的患者，可予低剂量镇静催眠药缓解其睡眠障碍。有关大麻戒断的临床研究显示，安非他酮、奈法唑酮、纳曲酮、双丙戊酸钠对于大麻戒断的效用不大，不推荐继续进行该适应证的研究。米氮平副作用小，并和情绪改善有关，其效应被大麻戒断增强。口服四氢大麻酚显示在治疗大麻戒断，改善主观焦虑、痛苦、失眠中有良好效应，并且30~90 mg/d似乎是最佳治疗剂量，但这仍然需要在大样本试验中证实。

2）预防复吸的药物治疗：治疗大麻依赖的有效药物应该解决渴求，维持长期戒断，减少大麻使用，但目前尚无推荐的有效预防复吸的药物治疗。近期关于预防大麻复吸的药物治疗的临床试验显示，口服四氢大麻酚可能对预防复吸有效，但需要更多研究证实。大麻受体拮抗剂利莫那班、丁螺环酮可能对预防大麻复吸具有部分效用。

（2）心理治疗：研究证实心理行为干预对于大麻使用障碍有效，临床上常用心理健康教育、认知行为治疗（CBT）、动机激励访谈（MI）、行为列联管理（CM）、家庭治疗等方法来治疗大麻使用障碍，药物治疗结合心理行为治疗可提高治疗效果。

1）大麻使用障碍的心理教育及自我管理：戒断症状在大麻使用者中很常见，同时这些症状程度不太严重，但是会增加保持戒断的难度。告知患者可能的戒断症状，和患者讨论如何应对这些戒断的策略，让其进行戒断症状自我管理，也对大麻使用障碍治疗十分有效，自我管理包括在睡眠管理、进行肌肉放松、药物、锻炼、社会支持方面。

2）动机激励访谈：为一种以提高来访者改变动机为目标的临床策略，治疗师通过表达共情、反馈、概述、肯定自我效能、药物使用的利弊分析等技术，采用激励的方式让来访者面对物质滥用行为造成的潜在问题、不良后果，提高其风险的意识，移除改变的障碍，并愿意采取行动来改变目前状况。主要目标是建立联盟、促进改变、建立行为改变的承诺，适用于非自愿的患者或者没有完全准备好进行改变的患者。

3）认知、行为治疗：患者常常在一些情景如负性情景（如应激环境）或正性情景（如庆祝、奖励）滥用物质，认知、行为治疗强调习得药物戒断的技巧，及应对不良影响的相关技巧。这些技巧包括大麻滥用及渴求的功能分析，发展自我管理计划来避免和应对药物使用的诱发因素，拒绝毒品技巧，问题解决，生活方式管理。每次干预包括分析及讨论最近的大麻使用及渴求，简明扼要地引入应对技巧、角色扮演、技巧训练、指定作业等。

认知、行为治疗的要素包括：管理渴求及冲动的技巧；意识到药物使用的激发因素；发展避免及处理诱发因素的个人策略，管理戒断症状，认识预防复吸策略；管理负性情绪策略；应激管理技巧；沟通技巧；放松技巧等。

4）行为列联管理：列联管理围绕目标行为展开正性或负性强化（奖励或惩罚），与认知行为治疗及动机激励访谈同时使用可以增加认知行为治疗及动机激励访谈的效果。目前有基于戒断及基于出席次数的行为列联管理，如患者提供阴性生物学标志物或者出席干预，会得到和奖励相关的凭证、优先权或者金钱。

行为列联管理应该注意以下问题：明确目标行为（如出席率、药物使用）；奖励（优先权、凭证、物品）；流程；使用原则（保密、合同、切合实际）；计划细节（时间、目标、结局、配送流程、花费、可接受性、培训等）；是否有足够的资金。

5）家庭治疗：鉴于家庭是治疗的重要方面（特别是对于青少年），医师可以根据家庭的意愿来进行家庭为导向的治疗。

（3）青少年大麻依赖的治疗：许多患者首次使用大麻是在青春期，而且青少年处于发育发展阶段，其躯体健康、心理健康、信念及价值系统与成年人不同，因此治疗中除了关注风险及保护因素外，还要注意青少的发展特点。通常青少年不会因为大麻使用障碍来诊，多是在学校、家庭或法院强迫下来诊，他们不愿意改变使用大麻的现状，也很难完成治疗。在第一次治疗时，应该给予青少年关于大麻的危害，减少大麻危害的策略，治疗的最新信息，并进行评估及心理教育。简单的动机激励访谈在减少自愿/非自愿就诊的青少年大麻使用及大麻相关问题中有效，而家庭治疗对于青少年来说是最佳选择。

（4）大麻依赖多药滥用者的治疗：既往大麻被认为是一种软性毒品，部分大麻滥用者伴有多种物质滥用的问题，且大麻相关问题可能被其他物质滥用所引起的问题（如精神障碍、情绪障碍）或其他物质戒断症状所掩盖。对于存在大麻使用障碍的多药滥用者，除了解决患者来诊的主要目的外，推荐对患者的大麻使用障碍进行干预，并共同设立戒断大麻的治疗目标。具体干预方法参照其他章节。

（5）相关精神障碍的治疗：大麻使用与许多精神障碍有关，研究提示大麻使用者中约 73.8%有精神病性症状，其中 38%有情绪障碍，10%～16%有惊恐发作，14%～17%有广场恐惧症，27%～33%存在社交恐惧，27%有广泛性焦虑等。持续大麻使用可增加精神病的可能性，研究提示曾经用过大麻的患者中精神病发生可能性增加 40%，重度大麻使用者精神障碍风险增加 50%～200%。大麻使用与抑郁密切相关，有研究显示大麻滥用或依赖者符合抑郁诊断是无大麻使用障碍者的 6.4 倍。因此，应当关注大麻相关精神障碍的治疗，必要时应该转介到专业精神机构进行治疗。对于相关精神障碍，主要是在明确诊断的前提下进行相应的对症治疗。

1）精神病性症状：对于大麻相关的精神障碍，首先明确诊断，如果是大麻急性中毒时产生的精神病性症状，停用大麻，予以必要的监测与支持，在大麻急性中毒效应消失后精神病性症状应该逐渐消失。对于大麻相关的精神障碍，一般在停用大麻后 1~6 个月内消失，在此过程中部分研究证实使用抗精神病药物没有增加大麻的使用及渴求，但可促进患者康复，还需要进一步试验来证实。对于残留性或迟发性精神病性症状，应当排除其他疾病诊断的可能。如为其他疾病，则针对疾病进行治疗。

2）情绪障碍：对于大麻相关的情绪障碍（焦虑、易激惹、抑郁等），如为大麻急性中毒，则在停用大麻后会消失。对于大麻戒断时伴发的情绪障碍，如前所述，目前尚无针对性药物，口服四氢大麻酚、米氮平可能有效，但需要进一步试验来证实。目前还可以根据靶症状给予对症治疗，但没有明确证据证实其有效性。对于残留性及迟发性情绪障碍，注意排除其他疾病的可能。如为其他疾病，需要尽早针对其他疾病进行干预。

（三）规范化治疗程序

为便于临床医生掌握大麻相关障碍的治疗，将大麻依赖规范化治疗程序总结成流程图，见图 7–1。

二、大麻中毒

大麻中毒常发生于单次使用剂量过大、与其他精神活性物质同时使用、有躯体性疾病（如肝肾功能不全）的人群中。大麻中毒患者可表现出精神行为异常、躯体改变，甚至发生中毒性谵妄、急性焦虑抑郁发作，常在吸食大麻后几分钟发生，治

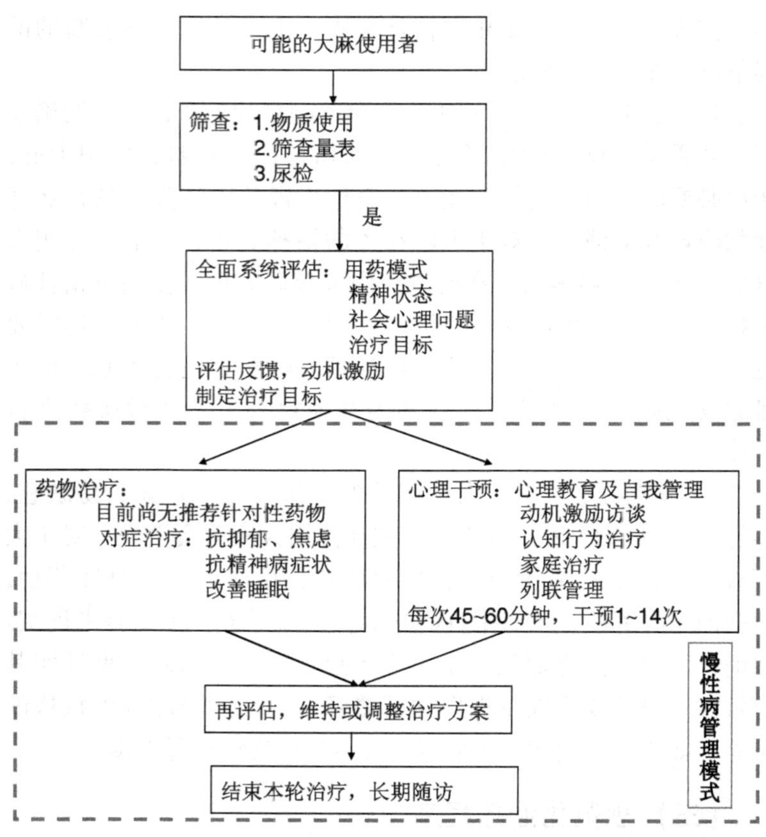

图 7-1 大麻使用障碍规范化治疗程序

疗的原则为维持患者生命体征平稳、促进大麻排泄到体外。以下将详细介绍大麻中毒的诊疗常规。

（一）临床评估与诊断

1. 评估

（1）病史资料：快速的临床评估十分重要，主要询问大麻使用量、使用途径、使用时间、是否与其他精神活性物质合用、患者既往是否有躯体疾病。如果患者意识不清或不合作，应向知情者询问病史资料。具体方法和内容可参考本章“一、大麻使用障碍及戒断”。体格检查注重循环及呼吸系统。

（2）实验室检查：对急性大麻中毒的患者同样需要做常规的实验室检查、尿大麻检测及某些必要的特殊检查。具体内容可参考本章“一、大麻使用障碍及戒断”。

（3）心理评估：心理评估和精神科量表评定有助于诊断和治疗计划的制定，可以参考使用。对于急性中毒患者，在生命体征平稳、患者脱离危险期后，可以进行相应的心理评估措施来辅助下一步治疗。具体方法和内容可以参考本章“一、大麻使用障碍及戒断”。

2. 诊断　大麻中毒的核心是使用大麻或使用大麻后一段时间出现行为及精神异常（如运动协调受损、欣快、焦虑、感觉时间变慢、决策受损、社会退缩），在大麻使用 2 小时内精神异常多伴随以下 2 个或以上症状，包括结膜充血、食欲增加、口腔干燥、心动过速、直立性低血压。

大麻中毒的症状及持续时间比较多样，常在吸食大麻后几分钟发生，持续 3~4 小时，如果是口服大麻，部分效应可以持续更长时间。大麻效应还与剂量，使用途径，个体差异（如耐受性、对大麻敏感性）有关。

鉴别诊断：急性中毒应该不存在更加持续的物质相关问题，否则诊断为危害使用、依赖综合征或者精神病性障碍。此外，大麻滥用造成精神运动异常，需要与精神分裂症、其他物质所致精神障碍、器质性精神障碍相鉴别。

（二）治疗原则及方法

1. 治疗原则　目前尚无对抗大麻中毒的特效药，主要还是以对症治疗及支持性治疗为主，维持生命体征稳定，促进体内大麻排出。

2. 治疗方法 将患者安置在安静的房间，避免外界刺激，监测患者生命体征及意识状况，直至症状消失。对于重度中毒有医疗急重症，需要在综合医疗机构进行治疗。但应该注意，症状严重或症状持续存在者，需要考虑共病其他疾病的可能。对于伴有兴奋躁动、急性焦虑抑郁发作的患者，在支持治疗充分的情况下，可以考虑短期内使用小剂量的镇静催眠药或小剂量抗精神病药。

大麻中毒患者可能会出现窦性心动过速、直立性低血压，如出现呼吸、循环及其他系统急重症，需要请相应专科医生会诊及共同诊治。

（三）规范化治疗程序

为便于临床医生掌握大麻相关障碍的治疗，将大麻中毒规范化治疗程序总结成流程图，见图 7-2。

三、风险及预后

大麻使用障碍与其他非法药物使用障碍相似，其危险因素包括心理、社会与生物学多方面的因素。大麻作为软性毒品，大麻依赖后病程呈慢性发展，既往人们并没有十分关注其戒断及滥用的后果，近年来，大量证据提示即使在心理干预及药物治疗的情况下，大麻依赖者在维持大麻长期戒断时仍有相当的难度。近年来，在北美、澳洲、欧洲对于大麻依赖的关注在逐渐增高，治疗的需求在增高，但是大部分大麻滥用者并没有到专业机构寻求帮助。目前关于大麻复吸率的数据还较少，但预计大麻的复吸率目前高于或者与其他物质依赖相似。复吸的原因也是多方面的，包括心理、社会与生物学方面，因此因采取综合治疗措施来预防复发，改善预后。

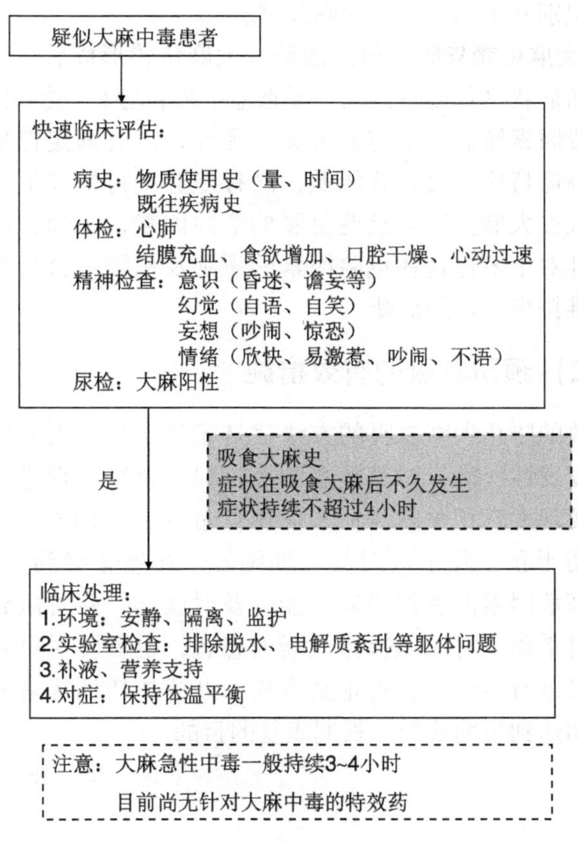

图7-2 大麻中毒规范化治疗程序

（一）大麻使用的风险因素

1. 大麻依赖的高危因素 研究证实，那些冲动、追求新奇、逃避、负性情绪、社交焦虑、不能应对应激压力的个体，在受到同伴影响、家庭成员中有物质滥用问题、经济地位低下、受教育程度低、负性生活事件等的影响下，容易发展为大麻依赖。对于这部分高危的人群，应该进行物质使用情况的筛查，以早期识别并干预，降低大麻危害。

2. 大麻依赖复吸的风险因素 大麻依赖形成后，为了减轻大麻戒断症状（如睡眠障碍、易激惹、痛苦感），受到同伴、诱发情景或因素影响，支持系统差，无业，没有固定伴侣，多药滥用，逃避特质，自我效能低，没有专业支持情况下，患者容易反复吸食大麻。针对这些复吸的危险因素，医师在治疗过程中，应针对个案将这些危险因素的识别及预防整合到治疗过程中，以维持患者长期戒断。

（二）预防复吸的有效措施

有效的防止大麻复吸的方法就是充分认识到大麻依赖是一个慢性复发性疾病，对其整个治疗过程及康复过程进行慢病管理。在发现大麻相关障碍后，应建立患者治疗档案，对其进行长期随访干预，除了应对技巧训练外，在患者碰到生活事件、复吸的高危因素或者偶吸时，能够及时就诊，并对碰到的问题进行及时干预。对成功保持戒断的患者，也需要对患者维持戒断的效果进行再评估，肯定其成果，继续技巧训练巩固治疗结果，以期达到长期戒断、长期康复的目的。

（赵　敏　钟　娜）

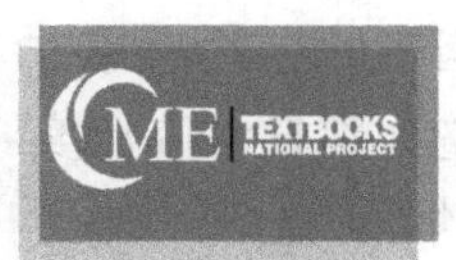

烟草相关障碍

第8章

烟草依赖又称尼古丁依赖，它是一种慢性成瘾性疾病，指带有强制性的使用与觅求烟草，并于戒断后不断产生再次使用倾向的行为方式。世界卫生组织已将烟草依赖作为一种疾病列入国际疾病分类（ICD-10，F17.2），确认烟草是目前人类健康的最大威胁。中国是烟草大国，吸烟是中国最主要的公共卫生问题之一。卫生部2012年发布的《中国吸烟危害健康报告》指出：中国每年因吸烟罹患慢性疾病而导致死亡的人数超过100万，因二手烟暴露导致的死亡人数超过10万。尽管戒烟是如此的紧迫，但目前主动寻求医生帮助的患者仍然很少，错误的戒烟理念在很大程度上影响了戒烟者的抉择。吸烟是可以预防和治疗的，及时戒烟可以改善健康状况和逆转疾病的进展。如同其他慢性疾病一样，烟草依赖的治疗需要通过长期规范的科学指导，而临床医生在教育患者和帮助戒烟过程中扮演重要角色。吸烟成瘾不是一种行为习惯，而是一种慢性疾病，需要进行反复干预及多次戒烟尝试。

一、烟草使用及戒断

烟草流行是当今世界面临的最大公共卫生威胁之一，中国是烟草生产和消耗大国，烟草使用给人类带来严重的健康损害和经济负担。目前已有能够明显提高长期戒烟率的有效治疗方法，临床医生应将对烟草使用和依赖的治疗整合到日常临床实践中去，力使每位吸烟者都能够获得有效的戒烟治疗。

（一）烟草使用的危害

1. 烟雾中的有害物质 烟草烟雾是由7000多种化学成分组成的复杂混合物，在这些化合物中，尼古丁是引起成瘾的物质，烟焦油、一氧化碳、氢氰酸、氨及芳香化合物等是主要的有毒物质，其中至少有69种为已知的致癌物。所有癌症死亡的原因，大约30%可归因于烟草制品的使用。

烟草依赖是由尼古丁成瘾引起的。尼古丁通过与α4β2烟碱型乙酰胆碱受体结合，刺激脑内多巴胺释放。尼古丁对人体最显著的作用是对交感神经的影响，可引起呼吸兴奋、血压升高；可使吸烟者自觉喜悦、敏捷、脑力增强、减轻焦虑和抑制食欲。大剂量尼古丁可对自主神经、骨骼肌运动终板胆碱能受体及中枢神经系统产生抑制作用，导致呼吸肌麻痹、意识障碍等。长期吸入可导致机体活力下降，记忆力减退，工作效率低下，甚至造成多种器官受累的综合病变。尼古丁最大危害是“成瘾性”，吸烟者一旦成瘾，每30~40分钟就需要吸一支烟，以维持大脑中稳定的尼古丁水平。当达不到这一水平时，吸烟者就会感到烦躁不安、焦虑、恶心、头痛并渴望补充尼古丁。吸烟者戒烟后出现烦躁不安、易怒、焦虑、情绪低落、注意力不集中、失眠、心率降低、食欲增加等，均为停止吸烟后的戒断症状。

2. 吸烟与二手烟对人群健康的影响 因吸烟和二手烟导致多种慢性疾病，是当今世界最严重的公共卫生问题之一。烟草烟雾中的有毒物和致癌物损害可引心血管系统、呼吸系统、消化系统、造血系统及其他系统相关疾病。烟草使用是全球前8位死因中6种疾病的主要危险因素。据调查，我国约有7.4亿不吸烟者遭受二手烟暴露的危害。二手烟暴露是影响我国居民，特别是妇女儿童健康的重要危险因素。吸烟量越大、烟龄越长和开始吸烟的年龄越早，患有吸烟相关疾病和死亡的风险越大。由于吸烟造成的健康损害具有滞后性的特点，吸烟 10 年、20 年甚至更长时间相关疾病才能出现，在疾病出现之前，吸烟者往往认识不到吸烟的危害。吸烟对孕妇、胎儿等特殊人群的危害非常大，并会影响青少年的生长发育。吸烟可使夫妇双方的生育能力下降，是造成男性不育症的重要原因之一。烟草中的有毒物质可以随烟雾被吸收到母体血液中，使母体的血氧含量降低，胎儿由于缺氧，可造成生长发育迟缓。吸烟孕妇更容易发生流产、早产和死产。吸烟导致发生无脑儿、腭裂、唇裂和体格发育障碍等畸形儿的几率是不吸烟者的 2.5 倍。孕期吸烟妇女其新生儿发生猝死的危险性要比不吸烟妇女高 3 倍。吸烟的孕妇出现胎盘早剥、出血、胎膜早破等合并症的发生几率是正常孕妇的 2 倍。

3. 吸烟导致沉重的卫生经济负担　中国是世界上最大的烟草生产国和消耗国，生产和消费均占全球 1/3 以上，吸烟给中国带来了沉重的经济负担。每年治疗呼吸道疾病的直接医疗成本高达数十亿元，这还不包括劳动生产力、请病假和报销医疗费用等方面的间接成本。2008 年中国总的吸烟经济负担为 3205.7 亿元，同 2000 年相比，直接经济成本（医疗成本）增加 154%，间接医疗成本增加 739%，而间接死亡成本增加 836%。预计到 2020 年，与吸烟相关的疾病负担将会翻 1 倍。

总之，吸烟会对人类健康造成严重的危害，甚至危及生命，而戒烟是已经被证实的减轻危害的最有效方法。吸烟者在戒烟以后能够获得巨大的益处，除了减少经济损失，更重要的是身体健康方面获益，包括降低与吸烟有关疾病的发生及死亡风险、改善吸烟相关疾病的疗效和预后等。

（二）临床评估与诊断

1. 评估 做出正确诊治方案的前提是要对患者进行完整的临床评估。对于烟草依赖患者，需从以下3个方面进行评估。

（1）采集病史：病史主要源于患者和知情者。采集病史前应建立良好的医患关系，最大限度地取得患者的合作。对于烟草依赖的患者，应尽可能全面地获得烟草使用情况的资料，获得确切的烟草使用证据。包括询问开始吸烟的年龄，吸烟的原因，吸烟频率、数量，吸烟后的感受和表现，是否试图戒烟等；询问既往有无其他心理或精神障碍的病史或就诊经历，有无躯体疾病史，有无其他精神活性物质使用情况等；询问患者家族史、个人史、社会支持情况等。

（2）精神检查及体格检查：精神检查的主要内容包括患者的外表及行为、言谈及思维、情绪状态、感知觉、认知功能等。

体格检查包括躯体检查、神经系统检查以及相关的实验室检查。对于烟草依赖的患者，实验室检查主要涉及血尿常规、肝功能、肺功能、胸部X线等；同时，吸烟者呼气中一氧化碳（CO）浓度及尿液中尼古丁代谢产物可的宁的浓度可以评价吸烟强度，也可用于评价戒烟效果。

（3）临床评定量表

1）评价烟草依赖的严重程度：① Fagerstrm 烟草依赖评估量表（FTND），该量表包含6个问题，每个问题的答案选项分别被赋予不同分值，以累积分值评估烟草依赖程度，总分最高为10分，7分评为重度烟草依赖；②吸烟强度指数（HSI），该评估总分最高为6分，4分评为重度烟草依赖。

2）评价戒烟效果：可使用明尼苏达尼古丁戒断量表（MNWS）及吸烟渴求简短问卷（QSU-Brief）评价吸烟者在戒烟过程中的戒断症状和吸烟渴求程度，预测吸烟者戒烟的难度。

2. 诊断 烟草依赖具有药物成瘾的全部特征。其特点为无法克制的尼古丁觅求冲动，以及强迫性地、连续地使用尼古丁，以体验其带来的欣快感和愉悦感，并避免可能产生的戒断症状。

按照世界卫生组织国际疾病分类 ICD-10 诊断标准，结合吸烟的行为特点，烟草依赖的临床诊断标准如下。

在过去 1 年内体验过或表现出下列 6 条中的至少 3 条：①对吸烟的强烈渴望或冲动感；②对吸烟行为的开始、结束及吸烟量难以控制；③当停止吸烟或减少吸烟量时出现生理戒断症状；④出现耐受的表现，例如必须增加吸烟量才能获得过去较少吸烟量就能获得的吸烟感受；⑤因吸烟逐渐减少其他喜好或兴趣，在获取、使用烟草或从其作用中恢复过来所花费的时间逐渐增加；⑥不顾及吸烟的危害而坚持吸烟，如过度吸烟引起相关疾病后仍然继续吸烟。

（三）治疗原则与方法

世界卫生组织于 2003 年 5 月 21 日批准《烟草控制框架公约》，呼吁所有国家开展尽可能广泛的国际合作，以控制烟草的广泛流行。中国于 2003 年 11 月 10 日正式签署《烟草控制框架公约》，目的为减轻吸烟对国民健康的危害，减少经济及生命损失。

1. 治疗原则　烟草依赖的治疗是一个长期过程，应遵循预防为主、个体化、科学系统化、综合治疗的原则。治疗的最终目标是让烟草依赖患者减轻对烟草的依赖，包括生理依赖与心理依赖，同时降低因吸烟带来的损害。

2. 治疗方法

（1）戒烟药物治疗：目前世界卫生组织推荐、同时也是美国 FDA 批准用于临床戒烟用药，包括尼古丁替代疗法（nicotine replacement therapy，NRT）的戒烟药和 2 种非尼古丁类戒烟药（盐酸安非他酮和酒石酸伐尼克兰）。2008 版美国戒烟指南还推荐了 2 种二线戒烟药物，为可乐定和去甲替林，目前这两种药在临床上很少应用。目前中国市场上的药物，第一类为尼古丁替代疗法相应的制剂，第二类为盐酸安非他酮，第三类为酒石酸伐尼克兰。

1）尼古丁替代疗法（NRT）：NRT 有 5 种剂型，包括尼古丁咀嚼胶、尼古丁吸入剂、尼古丁口含片、尼古丁鼻喷剂和尼古丁贴剂。NRT 是以非烟草的形式提供小剂量、安全性好的尼古丁制剂，取代烟草中的尼古丁。其所提供的尼古丁远远小于从香烟中获得量，但足以减少戒断症状，在使用一段时间后，戒烟者尼古丁的摄取量逐渐减至最低，进而克服掉吸烟的习惯，达到戒烟成功的目的。NRT 既可以解决烟草生理依赖方面的问题，减轻戒烟时出现的戒断症状，提高戒烟成功率，又能避免吸烟产生的有害物质（如一氧化碳和焦油）对身体器官的损害。NRT 的几种剂型在人体内的代谢速度有所不同。尼古丁贴剂起效最慢，但在血液中的含量相对稳定，可以保持 16~24 小时；其他的剂型药物起效快，释放也比较快，相应的药效持续作用时间也比较短。NRT 类药物辅助戒烟安全有效，可使长期戒烟的可能性加倍，虽然并不能完全消除戒断症状，但可以不同程度地减轻戒烟者戒烟过程中的不适。有证据表明，NRT 类药物对于每天吸烟 10 支及以上的人群戒烟效果较为显著。NRT 类药物治疗的疗程应持续 8~12 周，而少数吸烟者可能需要治疗更长时间（5%可能需要继续治疗长达 1 年）。NTR 类药物的不良反应少见，偶有恶心等不适，短期内会消失。长期的 NRT 治疗无安全性问题。近期曾有心肌梗死（2 周内）、严重心律失常、不稳定型心绞痛患者慎用。妊娠期吸烟者应鼓励其通过非药物方式戒烟。不同的 NRT 类药物能否帮助怀孕期吸烟者戒烟尚无定论，对于哺乳期吸烟者是否有效尚未进行评估。

2）盐酸安非他酮：盐酸安非他酮（缓释片）是第一种可有效帮助吸烟者戒烟的非尼古丁类戒烟药物，1997 年被美国 FDA 批准用于戒烟，推荐吸烟者使用的证据等级为 A。盐酸安非他酮是一种具有多巴胺能和去甲肾上腺素能的氨基酮类抗抑郁药，通过增加伏隔核和蓝斑部位的神经突触间隙去甲肾上腺素和多巴胺的浓度，降低吸烟者对尼古丁的渴求，同时不引起戒断症状。吸烟者戒烟时常伴有焦虑、抑郁的症状，安非他酮可减轻吸烟的欲望，减轻戒断症状。盐酸安非他酮为口服药，剂量为 150 mg/片，至少在戒烟前 1 周开始服用，起始剂量为 150 mg，晨起服药，4～7 天可增加剂量至 150 mg，早晚各一次服用（建议间隔 8 小时），疗程为 7～12 周。研究表明，300 mg/d 的剂量对于长期戒烟更为有效。副作用有口干、易激惹、失眠、头痛和眩晕等。癫痫患者、厌食症或不正常食欲旺盛者、现服用含有安非他酮成分药物者，或在近 14 天内服用过单胺氧化酶抑制剂者禁用。盐酸安非他酮缓释片辅助戒烟疗效肯定，联合规律随访进行心理行为指导，可提高戒烟率。对于尼古丁严重依赖的吸烟者，联合应用 NRT 类药物可使戒烟效果增加。盐酸安非他酮为处方药，长期（>5 个月）戒烟率为安慰剂组的 2 倍。

3）酒石酸伐尼克兰：伐尼克兰是一种新型非尼古丁类戒烟药物，在 2006 年已被美国 FDA 批准上市用于成人戒烟，推荐吸烟者使用的证据等级为 A，于 2008 年在中国获准作为戒烟治疗药物。临床研究表明，伐尼克兰可显著提高吸烟者的戒烟率，并能减少复吸者的吸烟冲动、渴求和吸烟满足感。伐尼克兰对神经元中 α4β2 尼古丁乙酰胆碱受体具有高度亲和力及选择性，是尼古丁乙酰胆碱受体的部分激动剂，具有激动及拮抗的双重调节作用。伐尼克兰与尼古丁乙酰胆碱受体结合发挥激动剂的作用，刺激释放多巴胺，有助于缓解戒烟后吸烟者对烟草的渴求和各种戒断症状；同时，它的拮抗特性可以阻止尼古丁与受体的结合，减少吸烟的快感，降低吸烟冲动，从而减少复吸的可能性。口服给药后伐尼克兰的生物利用度较高（90%）。单剂量口服给药以后，达到最大血药浓度的时间为 3～4 小时，连续给药第 4 天达到稳态血药浓度。伐尼克兰有 0.5 mg 和 1 mg 两种剂型，在戒烟日之前 1~2 周开始服用，疗程 12 周。对于经 12 周治疗有效的患者，可以考虑再续加治疗 12 周。FDA 推荐的伐尼克兰使用剂量为 2 mg/d（1 mg 每日 2 次）。伐尼克兰常见的不良反应为消化道和神经系统症状，其中以恶心最为常见，多发生在治疗的早期，严重程度为轻~中度，只有不足 3%的患者因恶心而停止治疗，大多数患者均可耐受并继续使用。

最新研究表明，烟草依赖的药物治疗中，对于依赖程度低的患者，任何一种方法都有效，但最有效的是安非他酮和伐尼克兰；依赖程度较高的患者应用尼古丁替代疗法效果比较差；另外，联合使用一线药物已被证实是一种有效的戒烟治疗方案，可提高戒断率。单独使用戒烟药物是有效的，配合行为干预疗法会提高戒烟成功率。在充分认识到吸烟的健康危害后，多数吸烟者都有戒烟的意愿，但往往因为尼古丁的成瘾性而难以戒除，条件允许的情况下，应同时使用戒烟药物治疗、戒烟劝导和心理治疗措施。

（2）心理、行为治疗：心理咨询与行为指导着眼于切断环境诱因与吸烟的联系，从而达到戒烟的目的。这里强调的是随时可以提供的咨询和干预方法。心理咨询和行为指导除了医生建议戒烟，还包括对年轻人吸烟的社区干预，防止向未成年人出售烟草的措施，团体治疗，个别行为咨询，电话咨询戒烟的作用，配偶的支持和干预等。目的是使吸烟者改变对吸烟的态度，帮助其建立一套健康的生活方式，而且治疗时间越长，效果越好。

戒烟咨询（无论是单独使用还是联合使用）是一种有效的戒烟干预方法，可采取面对面或通过戒烟热线的方式施行。在给患者使用戒烟药物的同时给予咨询，或是在进行咨询时给予药物辅助治疗，都会使戒烟效果明显改善。因此，在条件允许的情况下，对有戒烟意愿的吸烟者应尽量联合使用戒烟咨询和药物治疗。常用的咨询技巧包括解决问题（如识别可能增加吸烟或复吸危险的情况），技巧训练（如学会预见并避免诱发吸烟的情形，减少负性情绪，改变生活习惯等）以及在治疗过程中给予支持的方法等。这些方法主要用于简短的戒烟干预治疗，同时是戒烟强化治疗的基础。戒烟热线是一种有效的戒烟治疗方法，目前全国戒烟热线号码为 4008885531，或公共卫生服务热线 12320。

（四）规范化治疗程序

对于烟草依赖患者来说，不应简单地理解为戒或没戒，而是递增的、阶段性的成功过程，多数戒烟患者会经历全部或部分戒烟过程的不同阶段，最后才能完全戒烟。

1. 筛查患者的吸烟状况，评估戒烟意愿

（1）对于有戒烟意愿的吸烟者：对于有戒烟意愿的吸烟者可以使用 5A 方案进行简短干预，包括询问患者是否吸烟（ask），建议吸烟者戒烟（advise），评估戒烟意愿（assess），帮助进行戒烟尝试（assist），安排随访（arrange），预防复吸。这些步骤都很简单，一般耗时不超过 3 分钟。5A 方案与美国国家癌症中心、美国医学会以及其他的一些机构推荐的戒烟策略是一致的，可根据实际情况实施这些干预措施。新西兰戒烟指南（2007 版）提出了简单易记的“ABC”方案，即 A（ask），询问患者是否吸烟；B（brief advice），建议吸烟者立即戒烟；C（cessation support），为吸烟者提供戒烟支持。在临床工作中，即使医生非常繁忙，至少也应询问并记录来诊者是否吸烟，建议所有吸烟者必须戒烟，向有戒烟意愿的吸烟者提供简单的戒烟帮助，如处方戒烟药物和进行简短戒烟咨询。

（2）对于尚无戒烟意愿的吸烟者：对尚无戒烟意愿的患者，医生可给予心理咨询和干预鼓励戒烟。咨询过程中可以使用美国戒烟指南中提出的 5R 方法，促使吸烟者产生戒烟的愿望和动机。

1）相关（relevance）：陈述戒烟与个人相关的因素，要切中每位吸烟者关心的问题，以求产生更大的说服力；

2）危害（risk）：告知吸烟带来的各种不良后果和潜在风险；

3）益处（reward）：告知停止吸烟能带来的切身利益；

4）障碍（roadblocks）：引导吸烟者表达戒烟的障碍并教授其处理技巧；

5）重复（repetition）：利用每次诊疗机会，反复干预，不断鼓励其尝试戒烟。

2. 提供戒烟方法，帮助患者戒烟 进入戒烟治疗阶段以后，首先向患者解释戒烟的各种成功要素，增加患者戒烟的动力和信心。接下来帮助患者确定开始戒烟的日期（如在2周内开始戒烟），提供戒烟方法和建议供患者选择，给予正确用药的解释，预防戒断症状，在整个治疗过程中随时提供专业性的咨询及家属的支持。遇到困难或障碍时，提供改用其他方法的建议。

3. 随访教育 随访可强化戒烟效果，预防戒断和复吸。戒烟后的第1个月，戒断症状较严重，尤其是戒烟后1~2周内最强烈，因此安排的随访应频繁，就诊者开始戒烟后即安排随访。随访的时间至少6个月，总次数不少于6次。一般要求在戒烟当天以及戒烟后第1周、第2周、第1个月、第2个月、第3个月、第6个月。研究表明，随访强度与产生的效果之间呈明显正相关。随访的形式可以要求戒烟者到戒烟门诊复诊，或通过电话、网站等了解其戒烟情况。及时处理戒烟者在戒烟过程中遇到的各种问题，如心情不好、强烈的戒断症状、体重增加、复吸等，并给予相应的指导、支持、鼓励和帮助。

总之，烟草依赖具有慢性及高复发性的特点，医生需要不断努力，鼓励患者进行戒烟尝试。戒烟治疗比其他常用的临床预防措施更符合成本效益，而且适应人群广泛。临床医生应坚持鼓励每一位有戒烟意愿的吸烟者接受戒烟咨询和药物治疗。

二、烟草依赖的风险及预防

烟草依赖是由心理、社会环境因素和生物学因素共同作用下形成的一种复杂性疾病。由于遗传学的差异，不同个体对于烟草的反应不同。随着人们生活水平的提高，烟草产量增加，烟草随处可得。这种物质的易获得性与烟草使用及依赖的建立关系密切；同时，由于文化背景及社会环境的关系，如敬烟和递烟在很多地区的普通民众中是一种社交礼节，以增进人际关系，但会增加烟草使用的风险。烟草的使用及依赖是人类健康所面临的最大危险因素，也是可以预防的危险因素。避免烟草的使用、戒烟以及戒烟后预防复吸是挽救生命最经济的干预措施，被看作是卫生成本效益的金标准，用作戒烟干预的成本远远低于生存干预的社会平均成本。

（一）烟草依赖的风险因素

烟草使用及依赖的原因与生物学因素、心理因素及社会环境因素都有着密切的关系。研究表明，烟草使用及依赖的危险因素如下。

1. 年龄　开始吸烟的年龄越小，发生依赖的风险越高。

2. 性别　男性比女性更容易吸烟。

3. 家族史　父母吸烟的人发生烟草依赖的风险较高。

4. 心理疾病或其他躯体疾病　患有情绪问题或者精神疾病的人，如抑郁、焦虑、精神分裂症等，常见合并烟草依赖的问题。

5. 社会文化因素　包括长期压力，家庭关系不良，人际关系差，社会习俗等。

（二）预防复吸的有效措施

戒烟后预防复发是戒烟最大的挑战，除识别那些可能不利于成功戒烟的因素外，还要以治疗慢性病的心态治疗戒烟，否则会减少吸烟者的戒烟治疗积极性，使其对戒烟绝望，甚至望而却步。可建立戒烟热线咨询，回答关于戒断症状的问题，药物治疗的副作用并讨论临床症状。也可考虑长时间或联合用药，缓解那些突出的或持续时间过长的戒断症状。

1. 识别可能增加吸烟或复吸危险的情况 明显且持续的戒断症状；负性情绪或压力；缺少戒烟支持；处于吸烟环境；饮酒；吸烟冲动；存在吸烟的诱发因素；容易获得烟草等。

2. 防止复吸的方案

（1）防止复吸的初级方案：每一次与最近刚戒烟成功者见面时，都需要实施这些干预。除给予鼓励和强烈的支持外，可使用设计好的一些开放式提问来维持戒烟状态（如询问患者从戒烟中获得了哪些好处，戒烟后身体状态有哪些变化等）。

医生应当鼓励吸烟者积极讨论以下几个问题：从戒烟中得到的好处，包括潜在的健康方面的好处；在戒烟中取得的成功经验，如完全停止吸烟的时间，戒断症状的减轻等；所碰到的或预料到的妨碍戒烟的问题，如压抑、体重增加、酗酒或家庭内其他人吸烟等。

（2）防止复吸的规范方案：虽然大多数的复吸发生在戒烟的早期，但也可能在戒烟后数月甚至数年后出现复吸。目前提高长期戒烟成功率的手段是使用最有效的戒烟治疗方法，也就是在患者有意愿戒烟时给予他们使用经证实有效的戒烟药物及相对强化的戒烟咨询（如 4 次或更多的咨询，每次持续时间 10 分钟或更长）。

对于近期成功戒烟的患者，医生应肯定患者取得的效果，回顾戒烟的益处，帮助患者解决遇到的问题。医生对患者的关注会使他们在出现复吸时主动寻求帮助。对已经戒烟成功且不再需要进行戒烟治疗的患者，医生可以与他们探讨戒烟成功的经验。这些已经戒烟的患者也可能遇到戒烟相关的问题，医生应对这些问题进行干预。

总之，烟草依赖是一种慢性高复发性疾病。只有少数吸烟者第一次戒烟就完全戒掉，大多数吸烟者均有戒烟后复吸的经历，需要多次尝试才能最终戒烟。

（朱　刚　王　媛）

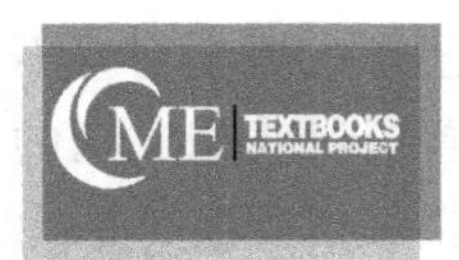

镇静催眠药相关障碍

第 9 章

镇静催眠药为处方药，由于个体不恰当的使用模式，发生相关精神障碍或躯体损害，导致具有显著临床意义的痛苦，在临床上需引起关注。20 世纪以来，镇静催眠药的发展主要经历了三个阶段：巴比妥类，苯二氮草类（benzodiazepine，BZD）及非苯二氮草类（NBZD）。因苯二氮草类药物同时具有镇静、抗焦虑、抗惊厥、肌松作用，在临床上应用广泛。英国的一项调查数据显示，在 2011—2012 年间，英国基层医疗机构共开具了 1600 万张镇静催眠药及抗焦虑药处方，其中苯二氮草类药物占 62%。而据一项中国门诊和住院精神疾病患者用药情况的调查显示，41.3%的患者服用苯二氮草类药物。苯二氮草类药物长期使用会产生精神依赖、戒断症状、记忆障碍等，也是城市群体发生急性中毒最常见的原因。非苯二氮草类药物作为一种新型镇静催眠药，在临床上逐渐显现出优势，自 20 世纪 90 年代末，尽管病例对照研究多显示佐匹克隆的副作用、成瘾和反跳性极低，但在 Medline 上陆续而零星地出现了佐匹克隆成瘾的病例报告，并有人开始质疑其潜在的滥用与成瘾危险。2007 年，都柏林的一项调查显示，在 158 名接受美沙酮维持治疗的阿片类物质成瘾者中，有 37 例（23%）存在佐匹克隆使用障碍，提示佐匹克隆的成瘾性不容忽视。与此同时，也有个别关于唑吡坦成瘾性的报告，并发现酒精依赖可增加唑吡坦依赖的可能性。由此可见，非苯二氮䓬类药物的依赖问题并非罕见，同样需要引起临床上高度关注。而巴比妥类因其对全脑神经元非选择性的抑制，过量可导致呼吸循环抑制，在临床上的应用逐渐减少。

一、镇静催眠药使用障碍及戒断

镇静催眠药的药理特性与发生依赖或戒断有关。半衰期越短，起效越快，也越容易形成依赖。关于形成依赖或戒断的机制，目前比较公认的假说认为：长期应用苯二氮䓬类药物后导致与 $GABA_A$受体解偶联相关的受体亚单位的表达发生变化，从而使 GABA 的敏感性下降，导致依赖的发生。本文重点介绍苯二氮䓬类药物使用障碍及戒断。

（一）临床评估与诊断

1. 评估

（1）病史采集：询问患者本人或家属既往服用镇静催眠药物的情况，如药物的种类，开始使用的时间，使用的剂量、频率、途径，一次使用的最大剂量，末次使用该药物的时间及剂量；为什么使用该药，是否在使用期间停用过，停用期间有无躯体不适反应；既往的躯体情况、精神状况，是否同时服用多种镇静催眠药或饮酒；家族史及家庭支持系统等。

（2）临床特征

1）依赖综合征

①精神依赖：即药物使人产生一种愉快满足感或欣快感，从而产生强烈的心理渴求和强迫性的用药行为。

②躯体依赖：指反复使用镇静催眠药所导致的身体的一种适应状态。

③戒断症状：详见“戒断综合征”。

④耐受性：继续使用同量的镇静催眠药效果会显著降低，需要增加剂量以达到预期的效果。

⑤其他精神方面损害：如记忆障碍，主要表现为顺行性遗忘，即损害新信息的保存过程；一项发表在《英国医学杂志》的研究显示，服用苯二氮䓬类药物可能增加患痴呆症的风险等。

2）戒断综合征：停用苯二氮䓬类药物所激发的症状群分为3个范畴，即反跳、戒断、复发/再发，这三组症状可相互重叠。

①反跳：反跳发生率为15%~30%，对于镇静等有较高耐受性的患者可能发生更为严重的反跳反应。服用苯二氮䓬类药物的反跳反应首先是失眠；患者使用短半衰期、大剂量的苯二氮䓬类药物突然停药极易出现反跳性焦虑，其程度较治疗前更重，但持续时间短。对于短半衰期的药物，反跳反应可以在末次服药后24小时内出现，恢复到治疗前基线水平需1~3周。反跳现象的出现是苯二氮䓬类药物依赖早期的临床表现。

②戒断：有急性戒断症状和稽延性戒断症状。①急性戒断症状，长期使用镇静催眠药一旦停止或减少使用剂量，会出现明显的戒断症状，如出汗，脉搏增快，手部震颤，失眠，恶心或呕吐，短暂性的视、触或听幻觉或错觉，精神运动性激越，焦虑，癫痫大发作等。苯二氮䓬类药物的急性戒断症状通常可以自发缓解，4~12周可完全消失。②稽延性戒断症状，10%~15%的长期使用苯二氮䓬类药物患者会发展成为稽延性戒断症状，可持续数月或数年。稽延性戒断症状开始于急性戒断，且具有以下特征：症状逐渐减轻；不时出现波浪样的症状反复；中间有症状缓解期；症状恢复不完全。

③复发/再发：停用苯二氮䓬类药物数周后缓慢发作，症状表现、程度恢复到治疗前水平。

（3）体格检查和精神检查：苯二氮䓬类药物主要经肝代谢，长期服用可产生肝功能损害；患者也可出现面色灰暗、皮肤无光泽、无力、消瘦、食欲不振、胃肠功能不良等。体格检查的目的是评估患者目前的躯体情况，有无戒断反应等。精神检查重点评估患者的情绪、行为、认知功能、有无精神障碍等。

（4）辅助检查：主要包括血常规、肝肾功能、心电图检查等。结合病史、临床特征、体格检查、精神检查和实验室检查等情况，对患者进行全面、综合的评估，以建立个体化的治疗方案。

2. 诊断

（1）依赖综合征：在过去 1 年的某些时间内体验过或表现出下列至少 3 条。

①对使用镇静催眠药有强烈的渴望和冲动感。

②对使用该种药物的开始、结束及剂量难以控制。

③当镇静催眠药的使用被终止或减少时出现生理性戒断状态。

④对所服药物的耐受性增高。

⑤因使用该药物而逐渐忽视其他的快乐或兴趣，在获取、使用该物质或从其作用中恢复过来所花费的时间逐渐增加。

⑥固执地使用该药物而不顾其明显的危害性后果。

（2）戒断综合征（参照 DSM-5 诊断标准）

①有长期使用镇静催眠药病史。

②停止或减少使用后数小时至数天内出现下列 2 项（或更多）症状：出汗、脉搏增快等自主神经活动亢进症状，手部震颤，失眠，恶心或呕吐，短暂性的视、触或听幻觉或错觉，精神运动性激越，焦虑，癫痫大发作。

③上述症状或体征引起显著临床意义的痛苦，或导致社交、职业或其他重要功能方面的损害。

④这些症状或体征不能归因于其他躯体疾病，也不能用其他精神障碍来更好地解释。

（二）治疗原则与方法

1. 治疗原则

（1）遵循个体化原则：即根据综合评估的结果，建立个体化的干预措施。

（2）采取综合治疗：物质依赖是一种容易复发的疾病，因此需要生物、心理、社会综合干预。

（3）积极治疗或预防并发症：保证患者的生命安全。

2. 治疗方法

（1）药物剂量递减法：一般认为服药超过 4 个月就需要采用药物剂量递减法来停药。遵循个体化原则，根据患者用药时间和用药剂量决定递减的速度，要充分考虑患者可能出现的戒断症状和对症状的耐受情况。用药时间短、剂量小，临床症状轻者可较快减药，反之应放慢速度。一般成人可在数周内减完，体弱、药量较大、依赖时间长或老年人，为避免减药过程中出现严重的戒断症状，宜缓慢减药。对大多数苯二氮䓬类药物，最初的减药速度可以快些，如在第 1 周内减少 50%，以后每隔 3~5 天减少 10%~20%；另一种减药方法是：每周减量不超过地西泮 5 mg 的等效剂量（地西泮 5 mg = 阿普唑仑 0.5 mg = 艾司唑仑 1 mg = 劳拉西泮 0.5 mg = 硝西泮 5 mg = 氯硝西泮 0.5 mg = 三唑仑 0.125 mg = 咪达唑仑 7.5 mg），1.5~3.0 个月内减完。在逐渐减药实施前、中、后要给予患者足够的心理支持。

（2）替代疗法：对于使用短半衰期药物者，可以先换成长半衰期的药物，然后再逐渐减少长半衰期的药物，1.5~3.0 个月内减完。英国精神药理协会循证指南（BAP）指出，卡马西平可替代苯二氮䓬类药物试用于控制戒断综合征。

（3）辅助治疗：在苯二氮䓬类药物停药过程中，抗惊厥药卡马西平和丙戊酸钠可起到辅助作用。对于戒断过程中出现的失眠，可以选用具有镇静作用的抗抑郁剂，如曲唑酮、米氮平等。普萘洛尔（心得安）可阻断β受体，用于改善心动过速。

（4）心理支持：心理支持在苯二氮䓬类药物依赖及戒断的治疗中是非常重要的。在治疗过程中，患者不可避免地出现戒断反应，因此应为其提供各种心理支持，包括为患者传递有关苯二氮䓬类依赖及戒断知识的信息，减轻焦虑的方法及学会如何应对压力、应激等；也可采用认知行为治疗。心理支持应贯穿于整个治疗，即使在完全停药后也应持续一段时间，以防止复发。尤其对于失眠和惊恐发作者更为重要。

（5）积极治疗或预防并发症：癫痫发作可见于任何镇静催眠药大量使用或治疗剂量使用后突然停药时，可以按癫痫的相应治疗方法进行治疗，预防癫痫持续状态发生。

（6）与精神疾病共病的治疗：多项研究提示镇静催眠药相关障碍常与精神疾病共病。物质使用障碍与心境障碍共病率较高，其中抑郁障碍最常见。研究显示曲唑酮除用于治疗药物依赖、抑郁、失眠外，对焦虑也有良好疗效；文拉法辛、米氮平等多受体的药物在抗抑郁的同时对药物戒断有辅助治疗作用。创伤后应激障碍（PTSD）也是物质使用障碍最常见的共病之一。治疗上以心理治疗为主，国外有采用物质依赖PTSD疗法（substance dependence PTSD therapy，SDPT），是一种标准化的行为干预，即将针对物质滥用的认知行为和应对技能治疗、应激预防训练以及暴露疗法三种治疗方法进行整合，临床上也取得了很好的疗效。

二、镇静催眠药中毒

镇静催眠药均具有脂溶性，易通过血-脑脊液屏障，作用于中枢神经系统。对成年人来说，超剂量的苯二氮䓬类药物不至于引起生命危险，除非与酒或其他精神药物同时服用。而巴比妥类过量可引起致命性的呼吸循环抑制。本文重点介绍苯二氮䓬类和巴比妥类中毒。镇静催眠药急性中毒，病情多急、危、重，诊断必须结合病史、临床表现、毒物检测等加以综合分析。

（一）临床评估与诊断

1. 评估

（1）病史采集：处理此类患者应快速、有针对性地采集病史。询问患者本人或家属是否有使用大剂量镇静催眠药病史，使用的具体时间、剂量、途径等；有无同时使用其他药物史；有无自杀的可能；使用后采取过什么样的措施，患者是否呕吐、误吸等。此外，详细询问既往有无冠心病、高血压、糖尿病等躯体疾病史。但若遇到病史不清，情况不明的患者，尽可能收集患者的呕吐物，以协助诊断。

（2）临床特征

1）苯二氮䓬类中毒：该类药物对中枢神经系统抑制较轻。轻、中度中毒表现为头晕、嗜睡、共济失调、言语含糊不清、反射减弱或浅昏迷，通常对血压、心率、呼吸无明显影响。严重中毒可伴血压下降、呼吸抑制。如出现长时间深度昏迷和呼吸抑制等，要考虑是否同时合用其他镇静催眠药或酒等。

2）巴比妥类中毒：中毒症状轻重取决于进入人体内药物的种类、剂量、作用时间、途径以及患者本身的躯体状况，依临床表现分为轻、中、重度。

轻度：患者嗜睡，推动可叫醒，反应迟钝，言语含糊不清，可出现定向力障碍。常发生于2~5倍催眠剂量。

中度：患者沉睡或进入昏迷状态，强刺激虽能唤醒，旋即又沉睡，眼球有震颤，呼吸略慢。常发生于5~10倍催眠剂量。

重度：患者深度昏迷，呼吸浅而慢，脉搏细数，血压下降，严重者发生休克。昏迷早期四肢强直、腱反射亢进；后期全身弛缓，各种反射消失，瞳孔缩小，对光反射消失。发生于10~20倍催眠剂量。

（3）体格检查和神经系统检查。

（4）辅助检查

1）毒物检验：尽快进行血、尿或胃内容物毒物分析，对诊断有参考意义。

2）常规检查：血常规、尿常规、血糖、血电解质、血淀粉酶、肝肾功能、血气分析；心电图、腹部平片等。

2. 诊断（参照 DSM-5 诊断标准）

（1）最近使用镇静催眠药。

（2）在镇静催眠药使用过程中或不久后，出现具有显著临床意义的适应不良行为或心理改变。

（3）症状或体征表现为下述中的 1 项（或更多）：言语含糊不清、共济失调、步态不稳、眼球震颤、认知损害、木僵或昏迷。

（4）症状和体征不能归因于其他躯体疾病，也不能用其他精神障碍来更好地解释。

（二）治疗原则与方法

1. 治疗原则　加强生命支持；促进药物的排出；对症解毒；治疗或预防并发症。

2. 治疗方法

（1）苯二氮䓬类

1）加强生命支持：重症患者监测生命体征，保持呼吸道通畅和持续给氧，维持血压的稳定，昏迷患者注意保暖。

2）洗胃、导泻：口服中毒者用温清水或 1∶5000 高锰酸钾溶液洗胃，然后用硫酸钠导泻。

3）对症解毒：氟马西尼（安易醒）是苯二氮䓬受体特异性拮抗剂，能与苯二氮䓬类药物竞争受体结合部位而逆转或减轻其中枢抑制作用。

用药方法：先用 0.2~0.3 mg 静脉注射，继之以 0.2 mg/min

静脉滴注，直至患者有反应或达 2 mg。因本品半衰期短（0.7~1.3 小时），故对有效者每小时重复给药 0.1~0.4 mg，以防止症状复发。长期使用苯二氮䓬类药物者，如快速注射氟马西尼会产生戒断症状，如心悸、焦虑等，故应缓慢注射。对戒断症状严重者可缓慢注射地西泮 5 mg。

4）血液净化疗法：对重症患者当上述治疗方法无效时，可考虑血液灌流治疗。

5）治疗或预防并发症：注意监测生命体征，及时发现并处理并发症。

（2）巴比妥类

1）加强生命支持：急性巴比妥类中毒的主要致死原因为呼吸和循环衰竭，因此要保持呼吸道通畅和持续给氧，必要时行气管插管，人工通气；纠正低氧血症并维持酸碱平衡。对低血压者给予扩容，必要时应用血管活性药物。

2）促进药物排出

①洗胃、导泻：口服中毒者早期用 1∶5000 高锰酸钾溶液或大量清水洗胃。通常认为口服有毒物质 6 小时后洗胃意义不大，因为 6 小时后胃已排空。但苯巴比妥类可抑制胃肠蠕动，减慢胃排空，因此可延长至 12 小时。但即使超过 12 小时，仍可能由于胃部平滑肌麻痹使得部分药物残存于胃部，多数情况下仍需洗胃。洗胃后由胃管灌入 30 g 硫酸钠及 50~100 g 活性炭混悬液于胃内，以减少药物的吸收。因镁离子吸收后可加重呼吸抑制，禁用硫酸镁。

②促进已吸收药物的排出：a. 补液，可输入 5%~10%葡萄糖液及生理盐水每日 3000~4000 ml；b. 利尿，利尿可使血浆中巴比妥类的浓度下降加快，缩短患者昏迷的时间，可给予呋塞米 40~80 mg 静脉注射，或甘露醇（0.5 g/kg）快速滴注，每日 1~2 次，使每小时尿量达到 250 ml 以上；c. 碱化尿液，有利于巴比妥类药物由周围组织渗出并经肾排泄。可酌情静脉滴注 5%

碳酸氢钠 150~200 ml，监测血钾，维持电解质平衡。

③血液透析和血液灌流：对支持疗法无效者，或原有肝、肾功能损害者，或血药浓度达致死水平者，应尽早采用体外方法，加速药物的清除。血液透析能有效地增加长效类药物清除，但对中、短效巴比妥类药物效果不佳，宜选用血液灌流。

3）促进复苏：巴比妥类中毒无特效解毒药，如服用大量苯巴比妥，体内阿片物质增加，患者出现嗜睡、昏迷和呼吸抑制。纳洛酮是阿片受体拮抗剂，用药后能很快解除中枢抑制，促进复苏，使患者尽快脱离危险。

4）治疗或预防并发症：注意监测生命体征，及时发现并处理并发症，如肺炎、肺水肿、脑水肿、胃肠道出血、肾功能衰竭等。

三、风险及预防

镇静催眠药在临床上应用广泛，这些药品价钱便宜、较容易获得、极易被滥用，以致形成依赖。加强药品的管理，提高医生合理用药的意识，对特殊人群重点防范，对已经形成依赖的患者给予综合干预，可以有效预防依赖，减少复发。

（一）镇静催眠药使用的风险因素

苯二氮䓬类药物具有良好的镇静催眠、抗焦虑作用，广泛应用于临床，以下重点介绍苯二氮䓬类药物使用的风险因素。

1. 年龄因素　研究表明，苯二氮䓬类药物使用风险与年龄呈正相关，即年龄越高，使用风险越大。据调查，老年人是苯二氮䓬类药物使用的重要群体，特别是患有焦虑症和失眠症的 60 岁以上的老年人，另外，躯体疼痛不适等也是老年人使用苯二氮䓬类药物的重要原因。与其他年龄段相比，青少年使用苯二氮䓬类药物比例并不高，但滥用状况不容乐观。

2. 性别因素 研究显示，女性使用苯二氮䓬类药物风险大约是男性的2倍，推测其原因是女性更倾于用服药解决问题。

3. 心理因素 性格内向、多疑、孤僻；或长期压抑愤怒、担心、恐惧、情感冲突等类型的人更容易使用苯二氮䓬类药物。

4. 社会因素 研究表明，离婚或丧偶者服用镇静催眠药较婚姻美满者明显增多。除此之外，经历家庭不融洽、工作不顺心等应激因素也会增加苯二氮䓬类药物使用的风险。

5. 生物因素 罹患躯体疾病的人更倾向于使用苯二氮䓬类药物。很多人由于疾病本身或对疾病过分担忧致使产生焦虑、恐惧等心理障碍，从而选用苯二氮䓬类药物以缓解焦虑；长期失眠的患者使用苯二氮䓬类药物的时间会延长，容易发生滥用或依赖。

6. 药理因素 酒精、海洛因、可卡因、美沙酮等物质依赖者更容易发生苯二氮䓬类药物依赖，其主要原因在于药物相互间的协同作用。一方面苯二氮䓬类药物可以改善物质依赖者的睡眠，还可以减轻其激越、焦虑等情绪反应；另一方面可以起替代作用，以减少物质的用量，增强物质带来的欣快感。

7. 精神疾病因素 调查显示，精神科门诊与住院患者苯二氮䓬类药物使用率较高。一项对住院精神疾病患者用药调查显示，36.88%的患者合用镇静催眠药，其中以苯二氮䓬类为主，连续使用90天以上者占21.48%。因此推测这个群体也是苯二氮䓬类药物滥用或依赖的高危人群。

（二）预防复发的措施

镇静催眠类药物依赖的预后并不乐观，因此特别强调预防。预防复发可以从以下几方面入手。

1. 加强药品管理 加强对苯二氮䓬类等精神药品的管理，保证其合理、安全、合法使用，可以降低苯二氮䓬类药物依赖者复发的风险。

2. 加强宣传培训　苯二氮䓬类药物主要是通过医生处方获得，医生对这些药物的合理使用，对预防滥用关系重大。世界卫生组织对合理用药的定义是：对患者用药正确（保证有效）、剂量适当、治疗期限合理而且用药产生的危害性极小。医生的处方原则应该遵循这一合理用药的概念，避免因不合理处方而造成医源性滥用，甚至转化为非法滥用。临床医生也要注意对合并酒精及阿片依赖者处方苯二氮䓬类药物的潜在风险。研究表明，严格限制使用时间、间断使用苯二氮䓬类能有效减少复发。对于多药滥用者、老年人要特别注意加强预防，医务人员应该根据他们使用苯二氮䓬类药物的目的，提早进行干预，以防止造成滥用或产生依赖。如患者因为改善躯体疾病所致的心理障碍或睡眠障碍而使用苯二氮䓬类药物，医生应积极为其解决躯体问题，就能减少其对相关药物依赖复发的风险。

3. 给予心理干预　为患者提供多种心理社会支持对预防苯二氮䓬类药物依赖的复发至关重要。这就需要家庭和社会密切合作，让患者了解苯二氮䓬类药物的毒副作用，学习减轻焦虑与应对应激的方法，尽量减少和消除与复发有关的心理社会因素，给予患者更多的关心与鼓励。支持性心理治疗、认知行为治疗、团体治疗等对患者有效。

4. 采取综合措施　当个体患有可能明显导致复发风险的躯体疾病（如慢性疼痛、失眠症等），或同时伴发精神疾病时，提供多学科综合治疗尤为重要，可以有效地降低复发的风险。

（牛雅娟　杨可冰）

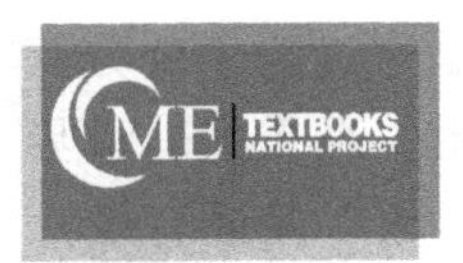

其他成瘾问题

第 10 章

一、咖啡因相关障碍

咖啡因是从茶叶、咖啡果中提炼出来的一种黄嘌呤生物碱化合物，适度的使用有祛除疲劳、兴奋神经的作用，临床上用于治疗神经衰弱和昏迷复苏。咖啡因大剂量或长期使用会对人体造成损害，具有成瘾性，一旦停用，会出现精神萎顿、浑身困乏疲软等各种戒断症状。因耐受性而不断增加咖啡因剂量时，不仅影响大脑皮层，还会直接兴奋延髓，引起阵发性惊厥，损害肝、胃、肾等重要内脏器官，甚至导致使用者的下一代出现智能低下、肢体畸形。因此，咖啡因也被列入受国家管制的“精神药品”范围。除了药源性的摄入，更多的咖啡因是从咖啡、茶叶、可乐、能量饮料、巧克力等食物中摄取的。有统计显示，北美90%的成年人每日摄入咖啡因。

（一）临床评估与诊断

1. 评估 主要根据患者有使用咖啡因的历史，在自我报告典型的咖啡因依赖、中毒症状等客观依据的基础上进行评估。

2. 诊断

（1）咖啡因中毒：咖啡因中毒是指最近使用咖啡因（通常远超过250 mg），在使用咖啡因过程中或不久后，出现焦虑不安、神经过敏、兴奋、失眠、面红、多尿、胃肠功能紊乱、肌肉抽搐、思维和言语散漫、心动过速或心律失常、精神运动性激越、一段时间不知疲倦等症状或体征（至少5项）。这些体征或症状可引起具有显著临床意义的痛苦，或导致社交、职业或其他重要功能方面的损害。

（2）咖啡因戒断：长期每日使用咖啡因，突然停止或减少咖啡因使用，然后在24小时内出现头痛、显著的疲劳或困倦、心境烦躁不安、心境抑郁或易激惹、注意力难以集中、感冒样症状（恶心、呕吐或肌肉疼痛/僵直）等体征或症状（至少3项）。这些体征或症状引起具有显著的临床意义的痛苦，或导致社交、职业或其他重要功能方面的损害。

（3）其他咖啡因所致的障碍："咖啡因所致的焦虑障碍"和"咖啡因所致睡眠障碍"分别与"焦虑障碍"和"睡眠-觉醒障碍"有类似的临床表现。只有当症状严重到足以需要独立的临床关注时，才能给予咖啡因所致障碍的诊断，而不是咖啡因中毒或咖啡因戒断。

（二）治疗方法

1. 咖啡因中毒 患者一旦被确诊为"咖啡因中毒"，应该在服药早期就进行催吐，使用1∶2000高锰酸钾溶液洗胃，然后用硫酸钠导泻。同时静脉滴注葡萄糖溶液，促使已吸收的药物排泄。出现肌肉抽搐及惊厥的患者可给予地西泮、巴比妥类或水合氯醛等药物对症治疗。

2. 咖啡因戒断 咖啡因戒断后最常见症状是中至重度头痛。一般会在停止摄入咖啡因的12~24小时之间发生。头痛通常持续1~2天，但有些人的头痛会延续更长时间。如果患者希望使用止痛药来缓解该症状，需要注意避免使用含有咖啡因成分的止痛药。部分患者可能会出现抑郁和嗜睡等戒断反应，甚至因此变得情绪不稳定，需要适当服用抗抑郁、抗焦虑药物进行对症治疗。上述症状通常会在最后一次摄入咖啡因后持续2~9天时间，戒断症状多会在停止摄入咖啡因的3~4天后自然消失。

（三）咖啡因使用的预防措施

中国把纯咖啡因列为“二类精神药品”管制，其生产、供应须经过省级卫生行政部门批准，由县级以上卫生行政部门指定的单位经营。医师处方中用量不得超过7日常用量，处方需存留2年。而美国法律中咖啡因不在管制药物之列，其药用和食用都是合法的。美国食品药品管理局（FDA）认为只要饮料中作为食物添加剂的咖啡因含量在200 mg/kg（200 ppm）以下，就是安全的。但是含有咖啡因的食物和药物都必须在包装上注明咖啡因的含量。由于咖啡因普遍存在于人们生活中经常接触的食物和饮料（如可乐、各种功能饮料）中，怎样加强对咖啡因可以引起成瘾的宣传，避免和减少未成年人对含咖啡因食物的接触，是预防咖啡因使用障碍的工作重点。

（夏　炎）

二、致幻剂相关障碍

致幻剂又称拟精神病药物，是指影响人类中枢神经系统，引起感觉、情绪改变，对时间和空间产生错觉、幻觉，甚至导致妄想等精神症状的一类精神药品。目前较公认的致幻剂标准是Leo Hollister提出的：①药效以改变思想、感知和情绪为主；②没有或仅有轻微的智力与记忆损害；③在产生上述药理效应的剂量下不应出现神志淡漠或昏迷；④没有或仅有轻微的自主神经系统副作用；⑤不应产生成瘾性渴求。致幻剂主要包括麦角酸二乙酰胺（LSD）、苯环利定（苯环己哌啶）、仙人掌毒素、毒蕈碱、二甲基色胺、磷酰羟基二甲色胺等。

（一）临床评估与诊断

1. 评估　主要根据患者有使用致幻剂的历史，可在自我报告、血液检查、尿液分析等的客观依据的基础上进行评估，以分辨致幻剂的种类。

2. 诊断

（1）致幻剂使用障碍：一种有问题的致幻剂使用模式，导致具有显著临床意义的损害或痛苦，在 12 个月内表现为下列至少 2 项症状。

①致幻剂的摄入经常比意图的量更大或时间更长。

②有持续的欲望或失败的努力试图减少或控制致幻剂的使用。

③大量的时间花在那些获得致幻剂、使用致幻剂或从其作用中恢复的必要活动上。

④对使用致幻剂有渴求或强烈的欲望或迫切的要求。

⑤反复致幻剂使用导致不能履行在工作、学校或家庭中的主要角色的义务。

⑥尽管致幻剂使用引起或加重持续的或反复的社会和人际交往问题，仍然继续使用致幻剂。

⑦由于致幻剂使用而放弃或减少重要的社交、职业或娱乐活动。

⑧在对躯体有害的情况下，反复使用致幻剂。

⑨尽管认识到使用致幻剂可能会引起或加重持续的或反复的生理或心理问题，仍然继续使用致幻剂。

（2）致幻剂中毒：有下列至少 2 项。

①最近使用一种致幻剂。

②在使用致幻剂的过程中或不久后，出现具有临床意义的问题行为或心理改变。

③在使用致幻剂的过程中或不久后，在完全清醒和警觉的

状态下出现知觉改变。

④在致幻剂使用过程中或不久后出现瞳孔扩大、心动过速、出汗、心悸、视物模糊、震颤、共济失调等体征。

（二）治疗原则与方法

1. 治疗原则 致幻剂相关障碍的治疗，首先应给予支持性心理治疗，应向患者说明，这些异常思维和感觉都是药物引起的，这能够帮助患者应付致幻剂所致的急性不良反应。对于大量服用致幻剂者，最常用的治疗方法是缓慢撤药。出现精神症状时需进行对症治疗，对于有长期使用问题的患者，需配合心理治疗。

2. 治疗方法 对于服用后出现幻觉的发作期患者，必须安置在安全环境中，严密监护，防止自杀、伤人等意外行为。严重焦虑、癫痫发作时可给予苯二氮䓬类药物控制症状，兴奋躁动不安时可使用氟哌啶醇口服或肌内注射。对致幻剂引起的慢性精神病性症状，推荐使用非典型抗精神病药物，如喹硫平、奥氮平、利培酮、阿立哌唑等。致幻剂慢性中毒可引起智力损害、记忆力下降、人格改变等后遗症状，可采取营养神经、高压氧、康复训练等治疗方式。

致幻剂可影响自主神经系统，出现瞳孔扩大、面色潮红、结膜充血、肢体震颤、反射增强、脉搏加快、血压上升等生理症状。致幻剂中毒时主要应采用支持性治疗和对症治疗。尿液中的药物测定有利于明确患者服用致幻剂的种类和剂量。昏迷患者，可给予毒扁豆碱 1～2 mg 肌内或静脉注射，必要时可在 20 分钟内重复使用。严重中毒患者，可给予洗胃治疗。患者一旦出现高热、高血压危象、抽搐、横纹肌溶解等严重躯体症状，要积极采取对症和支持治疗措施。

（三）致幻剂使用的风险与预防

一些艺术家声称致幻剂能够激发自己的创作灵感，如英国著名的甲壳虫乐队称是服用LSD后的灵感促使他们创作出了著名的《Lucy in the sky with diamonds》。公众人物对致幻剂不恰当的表述导致大众误认为致幻剂并无大害，不妨一试。特别是对于乐于接受新鲜事物的年轻人，对此更缺乏判断力和免疫力。此外，随着互联网的迅猛发展，对致幻剂的叫卖和宣传充斥网络，使得所有接触网络的普通人都成为潜在的滥用者。很多狂热爱好致幻剂的年轻人利用网络互相交流服用致幻剂后的体验，使得致幻剂的使用更加泛滥。

预防使用致幻剂的重点是加强对整个社会群体，特别是未成年人的健康教育和监护，防止滥用。针对学习成绩差、学习压力大、家庭问题多、品行障碍等高危未成年群体，必须加强家庭、社区、学校、社会的联合防控措施。同时，网络、电视、报纸等多种媒体上加强对致幻剂使用危害的宣传，倡导健康、快乐、平和的生活方式。

（夏　炎）

三、吸入剂相关障碍

吸入剂又称挥发性溶剂，是指胶水或油漆稀释剂中含有的挥发性物质或气雾剂，主要成分包括氯化碳类、酮类、醋酸酯类、脂肪族和芳香族碳水化合物等，市面上滥用的吸入剂多达1000种以上。使用吸入剂者，早期表现类似酒精中毒，出现中度的兴奋、欣快、语言不清晰、步履蹒跚、视物模糊等，症状通常持续几分钟，30～60分钟后恢复正常，使用者呼吸中带有明显的化学制剂气味，可出现谵妄、精神错乱等。

（一）临床评估与诊断

1. 评估 主要根据患者有使用吸入剂的历史，和相应的临床症状和体征，如呼吸或衣物上的特殊气味，言语不清，定向障碍，眩晕，流泪，流鼻涕等进行评估。吸入剂使用者可表现出一些特殊症状，如将油笔藏在身下，鼻子上有痕迹，不停嗅闻衣袖等。

2. 诊断

（1）吸入剂使用障碍：一种有问题的羟基吸入剂使用模式，导致具有显著临床意义的损害或痛苦，在12个月内表现为下列至少2项症状。

①吸入剂的摄入经常比意图的量更大或时间更长。

②有持续的欲望或失败的努力试图减少或控制吸入剂物质的使用。

③大量的时间花在那些获得吸入剂、使用它或从其作用中恢复的必要活动上。

④对使用吸入剂有渴求或强烈的欲望或迫切的要求。

⑤反复吸入剂使用导致不能履行在工作、学校或家庭中的主要角色的义务。

⑥尽管吸入剂使用引起或加重持续的或反复的社会和人际交往问题，仍然继续使用。

⑦由于吸入剂使用而放弃或减少重要的社交、职业或娱乐活动。

⑧在对躯体有害的情况下，反复使用吸入剂。

⑨尽管认识到使用吸入剂可能会引起或加重持续的或反复的生理或心理问题，仍然继续使用。

（2）吸入剂中毒：有下列至少2项。

①最近有意或无意短时间大剂量接触吸入剂。

②在使用吸入剂的过程中或不久后，出现具有临床意义的

问题行为或心理改变。

③在吸入剂使用或接触过程中或不久后，在完全清醒和警觉的状态下出现知觉改变。

④在吸入剂使用过程中或不久后出现头晕、眼球震颤、共济失调、言语含糊不清、步态不稳、昏睡、反射抑制、精神运动性迟滞、震颤、全身肌肉无力、视物模糊或复视、木僵或昏迷、欣快等症状或体征。

（二）治疗原则与方法

1. 治疗原则 青少年是吸入剂使用的易感人群，因而心理治疗是最重要的治疗手段。采用动机强化治疗、认知行为治疗、行为疗法等多种心理治疗方式，纠正使用者的心理行为障碍，提高其生活能力，使之最终摆脱吸入剂的困扰，适应社会生活，而不是简单地打破使用者与吸入剂之间的联系。如果使用者因吸入剂出现焦虑、抑郁、精神病性症状，可根据症状持续时间长短决定是否需要使用精神药物进行干预。

2. 治疗方法 对于吸入剂急性中毒的治疗可采取以下措施。

（1）特异性解毒治疗：多数吸入剂无特异解毒剂。

（2）非特异性解毒治疗：使用各种促进机体代谢、排泄、清除或解毒的药物或措施，如吸氧，静脉注射葡萄糖和维生素C、谷胱甘肽、葡萄糖醛酸等。

（3）利尿：有利于加强毒物排出，但应注意液体出入量平衡，防止低血容量性休克。

（4）血液透析：有助于吸入剂的清除，如醇类、卤代烃等。

（5）对症支持治疗：可给予地塞米松60~80 mg/d，连续使用3~5日。纳洛酮的化学结构与许多吸入剂相似，是较有效的吸入剂拮抗剂，有利于中毒情况下循环功能的维持。

此外，应时刻注意维持中毒者的呼吸和循环系统的基本功能，防治中毒性脑水肿和肝、肾功能损害。

（三）吸入剂使用的风险与预防

吸入剂在国外滥用比较严重，在中国尚未出现大面积滥用，但因其对人体的作用和其他物质非常相似，在某些地方已开始出现滥用的迹象。吸入剂使用问题尚未受到公众的重视，形成极大的发病风险。美国的一项调查将吸入剂滥用原因归纳为同伴的影响、价格便宜、易获得、包装方便、他人不易发现、提高心境和合法出售。目前在中国没有把吸入剂当成毒品进行管制，也没有任何相关法律法规对吸入剂滥用进行限制。

世界上已有一些国家禁止滥用吸入剂。在美国，已经有 38 个州对销售吸入剂给未成年人进行限制，有些州立法禁止滥用一氧化二氮，而有些州明文规定对销售、发放吸入剂的人给予处罚，滥用吸入剂者会被处以罚款、监禁或强制治疗。在澳洲西部和南部通过一项法案，把吸入汽油视为一种罪行；一些地区的警察可以对持有吸入剂的人进行搜查，并且没收。我国公共卫生部门、医疗部门和禁毒部门也应密切关注吸入剂滥用的问题，加强吸入剂滥用和依赖的监测。医疗部门接到吸入剂急性中毒病例，应及时向禁毒部门通报。由于滥用吸入剂的大部分是青少年，学校教师及青少年的家长对预防青少年滥用吸入剂问题扮演着重要角色，应该对老师和家长宣传吸入剂的相关知识，让其认识到吸入剂对身体的危害。在日常生活和学习过程中，认真观察孩子的行为，及早发现和杜绝青少年滥用吸入剂。应该出台相关法律法规，对滥用吸入剂和出售这类物质给青少年滥用者进行管制。

（夏　炎）

四、非处方药使用障碍

非处方药是指为方便公众用药，在保证用药安全的前提下，经国家卫生行政部门规定或审定后，不需要医师或其他医疗专业人员开写处方即可购买的药品，一般公众凭自我判断，按照药品标签及使用说明就可自行使用。非处方药在美国又称为柜台发售（over the counter）药品，简称 OTC 药。这些药物大多用于感冒、咳嗽、消化不良、头痛、发热等常见病、多发病的自行诊治。目前非处方药的监管一直处于空白状态，几乎所有非处方药都可以不受任何限制地买到，而一些含有能够致人上瘾成分的非处方药也因此处于不受监管的境地，青少年因服用非处方药追求刺激而上瘾的现象时有出现，这类对非处方药成瘾、依赖的物质使用障碍被称为“非处方药使用障碍”。

对于此类障碍，目前国际和国内的诊断标准均没有明确规定，但是近年来此类患者频繁出现在各大医院的精神科、成瘾医学科中，引起了医生们的关注。目前报道最多引起成瘾的非处方药是“氢溴酸右美沙芬片”，它是一种非处方止咳药，主要活性成分是“美沙芬”，主要作用于咳嗽中枢，起到镇咳的功效，与止咳水成分中“可待因”的作用相当，长期大量服用可引起患者中枢神经系统的紊乱，使其情绪、思维、睡眠等受到影响，还可能造成药源性营养障碍。服药者通常会很兴奋，白天睡觉晚上不睡，出现生物节律改变，停用后会出现明显的戒断症状。部分滥用者还将其与“止咳水”一起服用，以增加“快感”。

目前国内对非处方药的管理较为落后，相应的法律法规尚待健全，有专家呼吁应尽快加强管理，对非处方药进行细化分级管理，减少因管理空白而带来的社会问题。同时，加大对公众特别是青少年关于非处方药使用障碍危害的宣传，也是预防该障碍的重要措施。

（夏 炎）

五、成瘾行为

（一）赌博障碍

赌博障碍又称病理性赌博、赌博癖，指频繁出现、反复发作的赌博行为已占个人生活的主导地位，且对其社会、职业、财产以及家庭价值观念与义务都造成损害。ICD-10 中没有关于赌博障碍的诊断，DSM-Ⅳ和 CCMD-3 将赌博障碍归于“冲动控制障碍”条目下，但是最新出版的 DSM-5 将其归于“非物质相关障碍”条目中。赌博障碍可采用行为治疗、心理辅导及药物治疗相结合的综合措施来进行治疗和干预。心理教育，个别和集体心理治疗，如认知治疗、家庭治疗、精神分析治疗等，是主要的治疗手段。根据患者的情绪症状和程度，可适当选用抗抑郁药、抗焦虑药物等进行对症治疗。从国家的角度要根治赌博行为，必须采取综合治理，如开展人们喜闻乐见、大众化的文艺活动，以及长期的心理健康教育工作。

（二）网络成瘾

网络成瘾指由于过度使用互联网而导致明显的社会、心理损害的一种现象。这些网络成瘾者与赌博成瘾者非常相似，均为无成瘾物质作用下的行为冲动失控，导致上网者学业失败、工作效率下降、婚姻不和谐甚至离婚。Goldberg 首先提出，并将此现象命名为“网络成瘾症”，也称病理性网络使用、互联网依赖障碍、网络依赖、网络空间成瘾、网络滥用等。但一直以来，专家学者们对网络成瘾是否应该归属精神疾病范畴颇有争议，DSM-5 中将“网络游戏成瘾”作为未来需要研究关注的问题加以提及。网络成瘾的治疗应以心理治疗为主。医生要和网瘾患者共同找出他们对电脑、网络沉迷的原因，帮助他们认清自身的需要，树立自信心，积极寻求满足需要的其他方式、方法。在心理治疗中应给予患者相应的现实生活方面的辅导，最终使他融入社会生活中去。还可采用上网时间递减法来逐步消除患者对网络的依赖。而对于较严重的患者，也可考虑辅以抗抑郁药、抗焦虑药等药物进行综合性治疗。网络成瘾重在预防，只有调动全社会的力量，采取积极、有力的预防措施，才能从根本上避免和减少网络成瘾的发生。

（夏 炎）

六、特殊人群

（一）青少年

无论在发达国家，还是发展中国家，青少年酒精及药物滥用均较为常见。青少年物质滥用的危险因素呈多样性，如个体因素、家庭、社区等，上述危险因素通过基因或环境等形式对个体产生影响。如与情绪、认知、行为控制及个性等相关的基因易感性，使得青少年感情易受伤害，情绪不稳，认知偏差，行为控制不良，个性偏离正常，以及家庭因素、同伴影响或同伴“压力”，均可能成为物质滥用的原因。现有的证据表明，童年期的性虐待及其他创伤性事件是以后形成物质滥用的危险因素。青少年处于神经发育时期，与成人相比，更容易形成物质依赖，最初使用物质的年龄与物质滥用终生患病率呈负相关。

由于危险因素多样，对青少年物质滥用的治疗也需多样性，针对不同的问题，采取相应的治疗措施。对青少年人群治疗重点分别为社会心理干预、家庭干预以及药物治疗。如果在隐私能够被保护的前提下，青少年物质滥用者往往愿意提供详尽的真实信息，因此，在对青少年物质滥用者进行评估及治疗前，治疗师需了解哪些信息是必须分享的，以及与谁分享。治疗师需要明确地告知青少年患者，为了他自身及他人的安全，不得不将其重要信息告知一部分人，如法院、监护人（通常是父母）等。

对青少年物质滥用者的首要治疗目标是停止物质的使用，并持续保持操守。必要时可以使用治疗戒断反应的药物。对青少年来讲，防复发的药物较少使用，且不是常规推荐的治疗。各种治疗方法中，家庭治疗是青少年物质滥用治疗最重要的环节。

（二）女性

与男性物质滥用者相比，女性物质滥用者的经济条件往往更差，童年期被性虐待的经历与成年后发生物质滥用的关系更为密切，且青少年期或成年后遭受躯体虐待或性侵害的女性更容易发生物质依赖。物质滥用与女性犯罪高度相关，一项调查结果显示，4/5 的女性犯罪者在酒精或药物的影响下发生犯罪行为，70%～80%的女性犯罪者承认在进监狱前有物质滥用的情况。寻求治疗的女性患者更容易被名誉、性功能障碍等问题困扰。

医疗机构需要对物质滥用的孕妇进行简短干预，并根据她们的自身情况进行个体化的评估和处理。应建议怀孕的物质滥用者尽快停止使用物质，或在医疗监护下进行脱瘾治疗。

（三）老年

2012 年全球共有 8.1 亿 60 岁以上的老人，到 2050 年这一数字将增长至 20 亿。虽然随着年龄增长，物质滥用的风险将有所降低，但物质使用仍然会给老年人带来严重的问题。即使摄入相对小的剂量，老年人也可能出现严重的躯体损害。老年人合并多种躯体疾病较为常见，故物质使用与治疗躯体疾病的药物发生交互作用的风险较大，这将导致老年人脏器功能下降，或造成新的身体损害。虽然老年物质滥用问题严重，但在年龄、复杂的躯体疾病、年龄相关的认知功能减退等因素的影响下，老年物质依赖的症状不易识别，诊断相对困难。

与老年女性相比，老年男性更容易发生酒精依赖或其他非法药物滥用。而老年女性发生物质滥用往往与服用的处方药有关。治疗方面，随着年龄的增长，人体的药动学和药效学发生改变。药动学的改变与机体组成成分及肝、肾功能下降有关，这使得老年人对酒精及其他物质的代谢速度减慢。从药效学的角度看，老年人对药物的敏感性增加。基于以上原因，对老年人的药物治疗要从小剂量开始，缓慢滴定加药。此外，将各种干预方法进行整合，如动机访谈，体现老年人特殊心理特点、社会特点、关注健康、社会价值的支持性治疗，对老年物质依赖者往往有效。

（四）多药滥用

多药滥用涉及所有有滥用风险的物质，但引起严重问题的物质集中在可卡因、酒精、阿片类、苯二氮䓬类等药物。与单药滥用相比，多药滥用造成的社会心理问题更严重，预后更差。

日本一项入组 222 名物质滥用患者的研究表明，有机溶剂及甲基苯丙胺类滥用的患者中有 18%的患者合并酒精滥用，提示酒精常常是多药滥用的物质之一。一些没有酒精滥用问题的物质依赖者，其家庭成员往往合并酒精依赖。尤其是起病年龄早的物质滥用者，其家庭成员患有酒精依赖或物质滥用的情况较为普遍。

（牛雅娟　杨清艳）

参 考 文 献

[1] 国家禁毒委员会办公室. 中国禁毒报告. 2014.

[2] 郝伟，于欣. 精神病学. 7版. 北京：人民卫生出版社，2013.

[3] 赵敏，郝伟. 酒精及药物滥用与成瘾. 北京：人民卫生出版社，2012.

[4] Dackis C, O´Brien C. Neurobiology of addiction: Treatment and public policy ramifications. Nat Neurosci, 2005, 8 (11): 1431-1436.

[5] American Psychiatric Association. Diagnostic and statistical manual of mental disorders (DSM-5). 2013.

[6] Dieckmann G, Schneider H. Influence of stereotactic hypothalamotomy on alcohol and drug addiction. Appl Neurophysiol, 1978, 41 (1-4): 93-98.

[7] Everitt BJ, Robbins TW. Neural systems of reinforcement for drug addiction: From actions to habits to compulsion. Nat Neurosci, 2005, 8 (11): 1481-1489.

[8] Grant S, London ED, Newlin DB, et al. Activation of memory circuits during cue-elicited cocaine craving. Proc Natl Acad Sci U S A, 1996, 93 (21): 12040-12045.

[9] World Health Organization. International statistical classification of diseases 10th revision (ICD-10). 2004.

[10] Schuckit MA. Drug and alcohol abuse: a clinical guide to diagnosis and treatment. Springer SBM, 2006.

[11] Vaught JL, Takemori AE. Differential effects of leucine and methionine enkephalin on morphine-induced analgesia, acute tolerance and dependence. J Pharmacol Exp Ther, 1979, 208 (1): 86-90.

[12] Volkow ND, Fowler JS, Wang GJ, et al. Dopamine in drug abuse and addiction: Results from imaging studies and treatment implications. Mol Psychiatry, 2004, 9 (6): 557-569.

[13] 韩济生. 关于颅脑手术戒毒的思考. 中国疼痛医学杂志，2005，11:

45-46.

[14] 刘建宏. 新禁毒全书（第3卷）中国吸毒违法行为的预防及矫治. 北京：人民出版社，2013：258-289.

[15] 沈渔邨. 精神病学. 5版. 北京：人民卫生出版社，2008：440-487.

[16] 中华人民共和国公安部. 中国禁毒报告. 2014.

[17] Topic A, Djukic M. Diagnostic characteristics and application of alcohol biomarkers. Clin Lab, 2013, 59（3-4）：233-245.

[18] 急性酒精中毒诊治共识专家组. 急性酒精中毒诊治共识. 中华急诊医学杂志，2014，23（2）：135-138.

[19] 郝伟. 酒精相关障碍的诊断与治疗指南. 北京：人民卫生出版社，2014.

[20] Benzer DG. Management of alcohol intoxication and withdrawal//American Society of Addiction Medicine. Principles of addiction medicine. Chevy Chase, Maryland：American Society of Addiction Medicine, 1994.

[21] Castaneda R, Cushman P. Alcohol withdrawal：a review of clinical management. J Clin Psychiatry, 1989, 50（8）：278-284.

[22] 中国抗癫痫协会. 临床诊疗指南癫痫病学分册. 北京：人民卫生出版社，2006.

[23] Amato L, Minozzi S, Davoli M. Efficacy and safety of pharmacological interventions for the treatment of the Alcohol Withdrawal Syndrome. Cochrane Database Syst Rev, 2011（6）：CD008537.

[24] Cavacuiti CA. 成瘾医学精要. 郝伟，刘铁桥，主译. 北京：人民卫生出版社，2014.

[25] 郝伟. 精神科疾病临床诊疗规范教程. 北京：北京大学医学出版社，2009.

[26] 中华医学会神经病学分会痴呆与认知障碍学组，中国阿尔茨海默病协会（ADC）. 中国痴呆与认知障碍诊治指南. 北京：人民卫生出版社，2010.

[27] Galvin R, Bråthen G, Ivashynka A, et al. EFNS guidelines for diagnosis, therapy and prevention of Wernicke encephalopathy. Eur J Neurol, 2010, 17（12）：1408-1418.

[28] Caine D, Halliday GM, Kril JJ, et al. Operational criteria for the classification of chronic alcoholics：identification of Wernicke's

encephalopathy. J Neurol Neurosurg Psychiatry, 1997, 62 (1): 51-60.

[29] Ridley NJ, Draper B, Withall A. Alcohol-related dementia: an update of the evidence. Alzheimers Res Ther, 2013, 5 (1): 3.

[30] Svanberg J, Evans JJ. Neuropsychological rehabilitation in alcohol-related brain damage: a systematic review. Alcohol Alcohol, 2013, 48 (6): 704-711.

[31] American Psychiatric Association. Practice guideline for the treatment of patients with substance use disorders: Alcohol, cocaine, opioids. Am J Psychiatry, 1995, 152 (11 Suppl): 1-59.

[32] Kleber HD, Weiss RD, Anton RF, et al. Treatment of patients with substance use disorders. 2nd ed. American Psychiatric Association. Am J Psychiatry, 2007, 164 (4 Suppl): 5-123.

[33] 世界卫生组织. 疾病和有关健康问题的国际统计分类. 第10版. 2010.

[34] American Psychiatric Association. 精神障碍诊断与统计手册（案头参考书）. 张道龙，译. 5版. 北京：北京大学出版社，北京大学医学出版社，2013.

[35] Kosten TR, Thomas F, Newton TF, et al. Cocaine and Methamphetamine Dependence: Advances in Treatment. American Psychiatric Association, 2011.

[36] 卫生部. 氯胺酮依赖诊断治疗指导原则. 2012.

[37] Frances RJ, Miller SI, Mack AH. Clinical Textbook of Addictive Disorders. 3rd ed. New York: The Guilford Press, 2005.

[38] World Health Organization. Community management of opioid overdose. 2014.

[39] National Collaborating Centre for Mental Health (UK). Drug Misuse: Opioid Detoxification. Leicester: British Psychological Society, 2008.

[40] 海洛因成瘾者社区药物维持治疗试点工作国家工作组. 美沙酮维持治疗临床指导手册（修订版），2005.

[41] 卫生部. 阿片类药物依赖诊断治疗指导原则. 2009.

[42] Merikangas KR, Stolar M, Stevens DE, et al. Familial transmission of substance use disorders. Arch Gen Psychiatry, 1998, 55 (11): 973-979.

[43] Gerra G, Leonardi C, Cortese E, et al. Human kappa opioid receptor gene (OPRK1) polymorphism is associated with opiate addiction. Am J Med Genet B Neuropsychiatr Genet, 2007, 144B (6): 771-775.

[44] Budney A, Hughes J. The cannabis withdrawal syndrome. Curr Opin Psychiatry, 2006, 19 (3): 233-238.

[45] Copeland J, Gilmore S, Gates P, et al. The Cannabis Problems Questionnaire: Factor, structure, reliability and validity. Drug Alcohol Depend, 2005, 80 (3): 313-319.

[46] Copeland J, Frewen A, Elkins K. Management of cannabis use disorder and related issues, a clinician's guide. National Cannabis Prevention and Information Center, University of New South Wales, Sydney, 2009.

[47] Slavet JD, Stein LA, Colby SM, et al. The Marijuana Ladder: Measuring motivation to change marijuana use in incarcerated adolescents. Drug Alcohol Depend, 2006, 83 (1): 42-48.

[48] Steinberg KL, Roffman RA, Carroll KM, et al. Brief counseling for marijuana dependence: A manual for treating adults. Rockville, Center for Substance Abuse Treatment, Substance Abuse and Mental Health Services Administration, United States, 2005.

[49] Clinical practice Guideline Trecoting Tobacco use and Dependence 2008 update panel, liaisons, and staft. A Clinical Practice Guideline for Treating Tobacco Use and Dependence: 2008 Update. A U. S. Public Health Service Report. Am J Prev Med, 2008, 35 (2): 158-176.

[50] Cahill K, Stead LF, Lancaster T. Nicotine receptor partial agonists for smoking cessation. Cochrane Database Syst Rev, 2012, 4: CD006103.

[51] Li Q, Hsia J, Yang G. Prevalence of smoking in China in 2010. N Engl J Med, 2011, 364 (25): 2469-2470.

[52] Shahab L, Beard E, Brown J, et al. Prevalence of NRT Use and Associated Nicotine Intake in Smokers, Recent Ex-Smokers and Longer-Term Ex-Smokers. PLoS One, 2014, 9 (11): e113045.

[53] 世界卫生组织烟草或健康合作中心，中国疾病预防控制中心控烟办公室，中国控制吸烟协会医院控烟专业委员会.2007年版中国临床戒烟指南（试行本）. 北京：人民卫生出版社，2007.

[54] 中华人民共和国卫生部. 中国吸烟危害健康报告. 北京：人民卫生出

版社，2012.

[55] Fenton MC, Keyes KM, Martins SS, et al. The role of a prescription in anxiety medication use, abuse and dependence. Am J Psychiatry, 2010, 167（10）：1247-1253.

[56] Parr JM, Kavanagh DJ, Young RM, et al. Acceptability of cognitive-behaviour therapy via the internet for cessation of benzodiazepine use. Drug Alcohol Rev, 2011, 30（3）：306-314.

[57] Licata SC, Rowlett JK. Abuse and dependence liability of benzodiazepine-type drugs：GABA receptor modulation and beyond. Pharmacol Biochem Behav, 2008, 90（1）：74-89.

[58] McKenzie WS, Rosenberg M. Paradoxical reaction following administration of a benzodiazepine. J Oral Maxillofac Surg, 2010, 68（12）：3034-3036.

[59] Asberg K, Renk K. Substance use coping as a mediator of the relationship between trauma symptoms and substance use consequences among incarcerated females with childhood sexual abuse histories. Subst Use Misuse, 2012, 47（7）：799-808.

[60] 王振杰，石建华，方先业. 实用急诊医学. 3 版. 北京：人民军医出版社，2012.

[61] 张文武. 急诊内科手册. 2 版. 北京：人民卫生出版社，2014.

[62] 李华芳. 精神药物的临床应用. 北京：人民卫生出版社，2012.

[63] Konghom S, Verachai V, Srisurapanont M, et al. Treatment for inhalant dependence and abuse. Cochrane Database Syst Rev, 2010（12）：CD007537.

[64] Addicott MA. Caffeine use disorder：a review of the evidence and future implications. Curr Addict Rep, 2014, 1（3）：186-192.

[65] Johnson M, Richards W, Griffiths R. Human hallucinogen research：guidelines for safety. J Psychopharmacol, 2008, 22（6）：603-620.

[66] 中华人民共和国卫生部. 苯丙胺类药物依赖诊断治疗指导原则修订版. 2009.

[67] Goldbloom DS. 精神科临床评估技巧. 王学义，主译. 北京：北京大学医学出版社，2010.

[68] Grelotti DJ, Kanayama G, Pope HG Jr. Remission of persistent

methamphetamine-induced psychosis after electroconvulsive therapy: presentation of a case and review of the literature. Am J Psychiatry, 2010, 167 (1): 17-23.

[69] McKetin R, Lubman DI, Baker AL, et al. Dose-related psychotic symptoms in chronic methamphetamine users: evidence from a prospective longitudinal study. JAMA Psychiatry, 2013, 70 (3): 319-324.

[70] Bodnar RJ. Endogenous opiates and behavior: 2006. Peptides, 2007, 28 (12): 2435-2513.

[71] Mistral W, Wilkinson S, Mastache C, et al. Efficacy of naltrexone treatment with combined crack and opiate users: a descriptive study of a new treatment service in Bristol, UK. Drugs: Education, Prevention, and Policy, 2008, 15 (1).

[72] Gerra G, Fantoma A, Zaimovic A. Naltrexone and buprenorphine combination in the treatment of opioid dependence. J Psychopharmacol, 2006, 20 (6): 806-814.

[73] Schottenfeld RS, Chawarski MC, Mazlan M. Maintenance treatment with buprenorphine and naltrexone for heroin dependence in Malaysia: a randomized, double-blind, placebo-controlled trial. Lancet, 2008, 371 (9631): 2192-2200.

[74] Tucker T, Ritter A, Maher C, et al. Naltrexone maintenance for heroin dependence: uptake, attrition and retention. Drug Alcohol Rev, 2004, 23 (3): 299-309.

附录

物质使用障碍相关名词英文及缩略语对照

（按汉语拼音排序）

中文	英文	缩写
A		
阿坎酸	acamprosate	-
阿片	opiates	-
阿片样物质	opioid	-
B		
半衰期	half-life	$T_{1/2}$
苯二氮䓬类	benzodiazepine	BZD
丙氨酸氨基转移酶	alanine aminotransferase	ALT
病理性网络使用	pathological internet use	PIU
病理性醉酒	pathological intoxication	-
C		
成瘾严重程度量表	Addiction Severity Scale	ASI
持续床旁血滤	continuous renal replacement therapy	CRRT
促生长激素神经肽	galanin	-
D		
大麻	cannabis	-
大麻二酚	cannabidiol	CBD

注：-表示无缩写形式

（待续）

续附录

中文	英文	缩写
大麻戒断清单	Marijuana Withdrawal Checklist	–
大麻受体	cannabinoid receptor	–
大麻素	cannabinoids	–
大麻问题清单	Cannabis Problems Questionnaires	CPQ
单核苷酸多态性	single nucleotide polymorphisms	SNPs
丁丙诺啡	buprenorphine	–
动机激励访谈	Motivational Enhancement Intervention	MI
多系统治疗	multisystemic therapy	MST
F		
伐尼克兰	varenicline	–
反社会型人格障碍	antisocial personality disorder	–
反跳	rebound	–
伏隔核	nucleus accumbens	NAc
氟马西尼	flumazenil	–
负性强化	negative reinforcement	–
复发/再发	relapse/recurrence	–
腹侧被盖区	ventral tegmental area	VTA
腹侧苍白球	ventral pallidum	VP
G		
γ-谷氨酰转肽酶	gamma glutamyl transpeptidase	γ-GGT
功能性家庭治疗	functional family therapy	–
H		
海洛因	heroin	–
汉密尔顿焦虑量表	Hamilton Anxiety Scale	HAMA

（待续）

续附录

中文	英文	缩写
汉密尔顿抑郁量表	Hamilton Depression Scale	HAMD
黑蒙	blackouts	–
后联合	posterior commissure	PC
呼吸功能抑制	respiratory depression	–
挥发性溶剂	solvents	–
火焰离子化检测气相色谱法	gas chromatography-flame ionization detection	GC-FID
J		
稽延性戒断症状	protracted withdrawal symptoms	–
急性酒精中毒	acute alcohol intoxication	–
《疾病和有关健康问题的国际统计分类》第10版	International Statistical Classification of Disease and Related Health Problems. 10th ed.	ICD-10
加护病室	high dependency units	HDU
简明精神病量表	Brief Psychiatric Rating Scale	BPRS
简要策略家庭治疗	brief strategic family therapy	BSFT
简易智能状况检查	Mini-mental Status Examination	MMSE
焦虑自评量表	Self-Rating Anxiety Scale	SAS
戒断	withdrawal	–
戒酒硫	disulfiram	–
精神活性物质	psychoactive substance	–
精神活性物质使用问题筛查量表	Alcohol, Smoking, and Substance Use Involvement Screening Test	ASSIST
精神兴奋类药物	psychostimulant	–
精神依赖/心理依赖	psychological dependence	–

（待续）

续附录

中文	英文	缩写
《精神障碍诊断与统计手册》第5版	The Diagnostic and Statistical Manual of Mental Disorders, Fifth Edition	DSM-5
酒精戒断状态评定量表	Clinical Institute Withdrawal Assessment for Alcohol	CIWA-Ar
酒精戒断综合征	alcohol withdrawal syndrome	-
酒精使用障碍筛查量表	Alcohol Use Disorder Identification Test	AUDIT
酒精所致遗忘	alcohol-induced amnesia	-
酒精性急性胰腺炎	alcoholic acute pancreatitis	AAP
酒精依赖筛查自评问卷	Cutting down, Annoyance by criticism, Guilty feeling, and Eye-openers	CAGE
酒精中毒性痴呆	alcoholic dementia	-
酒精中毒性遗忘综合征	alcoholic amnesic syndrome	-
K		
咖啡因	caffeine	-
科萨科夫综合征	Korsakoff syndrome	-
可卡因使用障碍	cocaine use disorder	-
渴求	craving	-
L		
滥用	abuse	-
类戒酒硫反应	disulfiram-like reaction	-
临床痴呆评定量表	Clinical Dementia Rating	CDR
临床记忆量表	Clinical Memory Scale	CMS
硫酸乙酯	ethyl sulphate	EtS
氯胺酮	ketamine	-
M		
《美国精神障碍分类系统》第4版	The Diagnostic and Statistical Manual of Mental Disorders. 4th ed.	DSM-Ⅳ

（待续）

续附录

中文	英文	缩写
美沙酮	methadone	-
密歇根酒精依赖筛查量表	Michigan Alcoholism Screening Test	MAST
明尼苏达多项人格调查表	Minnesota Multiphasic Personality Inventory	MMPI
N		
N-甲基 D-天门冬氨酸	N-methyl-D-aspartate	NMDA
纳洛酮	naloxone	-
纳美芬	nalmefene	-
纳曲酮	naltrexone	-
耐受性	tolerance	-
脑源性神经营养因子	brain-derived neurotrophic factor	BDNF
尼古丁替代疗法	nicotine replacement therapy	NRT
匿名戒毒者协会	Narcotic Anonymous	NA
匿名戒酒者协会/戒酒匿名会	Alcohol Anonymous	AA
P		
P 物质	substance P	SP
品行障碍	conduct disorder	-
平均红细胞容积	mean corpuscular volume	MCV
Q		
前额叶皮质	prefrontal cortex	PFC
前联合	anterior commissure	AC
强化	reinforcement	-
强制性觅药行为	compulsive drug seeking behavior	-
轻躁狂	hypomania	-

（待续）

续附录

中文	英文	缩写
躯体依赖/生理依赖	physical dependence	–
全麻下脱毒-纳曲酮维持一体化治疗方案	sequential therapy of naltrexone maintaince following detoxification with anesthesia	–
R		
认知能力筛选检查	Cognitive Capacity Screening Examination	CCSE
认知行为治疗	cognitive behavioral therapy	CBT
日常活动能力量表	Activities of Daily Living	ADL
S		
神经肽 Y	neuropeptide Y	NPY
食欲素	orexin	–
视觉类比量表	Visual Analogue Scale	VAS
瘦素	leptin	–
数学-符号替换测验	Digit Symbol Substitution Test	DSST
四氢大麻酚	tetrahydrocannabinol	THC
T		
糖缺乏性转铁蛋白	carbohydrate-deficient transferrin	CDT
天冬氨酸氨基转移酶	aspartate transaminase	AST
听觉词语记忆测验	Auditory Verbal Memory Test	AVMT
托吡酯	topiramate	–
W		
5-羟 β 吲哚乙醇		5-HTOL
5-羟色胺	5-hydroxy tryptamine	5-HT

（待续）

续附录

中文	英文	缩写
5-羟吲哚3-乙酸		5-HIAA
网络成瘾症	internet addiction disorder	IAD
威斯康辛卡片分类测验	Wisconsin Card Sorting Test	WCST
韦尼克脑病	Wernicke´s encephalopathy	–
韦氏记忆测验	Wechsler Memory Scale	WMS
韦氏智力测验	Wechsler Adult Intelligence Scale	WAIS
物质	substances	–
物质依赖	substance dependence	–
X		
吸入剂	inhalant	–
行为记忆量表	Rivermead Behavioral Memory Test	RBMT
行为列联管理	contingency management	CM
血液乙醇浓度	blood alcohol concentration	BAC
Y		
严重程度量表	Severity of Dependence Scale	SDS
阳性症状和阴性症状量表	Positive and Negative Syndrome Scale	PANSS
乙醇脱氢酶	alcohol dehydrogenase	ADH
乙基葡萄糖醛酸苷	ethyl glucuronide	EtG
抑郁自评量表	Self-rating Depression Scale	SDS
预防	prevention	–
Z		
震颤性谵妄	delirium tremens	–
正性强化	positive reinforcement	–

（待续）

续附录

中文	英文	缩写
症状自评量表	Symptom Check List-90	SCL-90
脂肪酸乙酯	fatty acid ethyl ester	FAEE
致幻剂	hallucinogen	–
中毒	intoxication	–
中毒抢救与纳曲酮维持一体化治疗方案	sequential therapy of naltrexone maintaince following emergency detoxification	–
中脑边缘多巴胺系统	mesolimbic dopamine system	MLDS
重症监护病房	intensive care units	ICU
自我药疗	self-medication	–

中国物质使用障碍防治指南试题

一、单选题（以下每一题有 5 个备选答案，请从中选择一个最佳答案，并在答题卡上将相应字母所属的圆圈涂黑）（共 50 分）

1. 下列哪种物质不属于阿片类（　　）
   A. 海洛因
   B. 美沙酮
   C. 吗啡
   D. 二氢埃托啡
   E. 麦角酸二乙酰胺

2. 关于韦尼克脑病的诊断要点，不正确的是（　　）
   A. 患者有长期酗酒史
   B. 以持续的眼球运动异常、共济失调、精神错乱三联征为临床特征
   C. 维生素 B_6治疗有效
   D. 排除其他原因引起的急性器质性脑病
   E. 患者具有明显的营养不良病史

3. 苯丙胺类物质包括哪些种类（　　）
   A. 兴奋型苯丙胺类
   B. 致幻型苯丙胺类
   C. 抑制食欲型苯丙胺类
   D. 混合型苯丙胺类
   E. 以上都是

4. 关于急性氯胺酮中毒的治疗，不正确的是（　　）

A. 轻度中毒者也必须使用药物治疗

B. 提供安静房间，避免声、光等刺激，给予心理安慰，必要时行保护性约束，密切观察生命体征

C. 维持生命体征平稳和躯体内环境稳定

D. 其他躯体症状可行对症处理

E. 急性激越、幻觉妄想症状明显者，使用地西泮或氟哌啶醇治疗

5. ICD-10 大麻依赖的诊断标准为，过去 1 年体验过或表现出（　　）

A. 对大麻使用行为的开始、结束或剂量能够控制

B. 终止或减少大麻使用时不会出现生理戒断状态

C. 为了减轻或避免戒断症状而使用大麻

D. 不需要增加大麻剂量来达到原先的效应

E. 没有因使用大麻而逐渐忽视其他的快乐或兴趣

6. 关于可卡因使用障碍治疗原则，正确的是（　　）

A. 可卡因使用障碍的治疗重点在于维持操守

B. 药物治疗通常是治疗的首选

C. 严重依赖的患者或者心理治疗失败的患者不应该考虑药物治疗

D. 强化心理治疗对大多数患者无效

E. 以上均不正确

7. 烟草依赖的临床诊断标准是，在过去 1 年内体验过或表现出（　　）

A. 对吸烟的强烈渴望或冲动感

B. 对吸烟行为的开始、结束及吸烟量难以控制

C. 当停止吸烟或减少吸烟量时出现生理戒断症状

D. 出现耐受的表现，例如必须增加吸烟量才能获得过去较少

吸烟量就能获得的吸烟感受

E. 以上全部正确

8. 服用苯二氮䓬类药物时应注意（　　）

A. 服药超过 4 个月不需要采用药物剂量递减法来停药

B. 减药时根据患者用药时间和用药剂量决定递减的速度，要充分考虑患者可能出现的戒断症状和对症状的耐受情况

C. 用药时间长、剂量大，临床症状重者可较快减药

D. 体弱、药量较大、依赖时间长或老年人，可快速减药

E. 在逐渐减药实施前、中、后不需要给予患者心理支持

9. 关于精神活性物质分类，错误的是（　　）

A. 中枢神经系统兴奋剂包括巴比妥类、苯二氮䓬类、酒精等

B. 大麻是世界上最古老的致幻剂，主要成分为 Δ^9 四氢大麻酚

C. 致幻剂能改变意识状态或感知觉

D. 阿片类包括天然、人工合成或半合成的阿片类物质

E. 吸入剂包括丙酮、乙醚等

10. 关于酒精有害使用的诊断，错误的是（　　）

A. 有明显的证据证明饮酒已经造成躯体或精神损害

B. 由于饮酒而导致或加重长期或反复存在的社会、人际关系问题，或危及躯体情况下仍反复饮酒

C. 持续性饮酒至少已达 1 个月或在过去 12 个月内反复发生

D. 符合酒精依赖的诊断标准

E. 反复饮酒导致不能履行工作、学习或家庭中的主要角色，反复出现与酒精相关的法律问题等

二、问答题（每题 10 分，共 50 分）

11. 酒精戒断性癫痫发作的治疗方法是什么？

12. 阿片类物质中毒的典型症状是什么？

13. 氯胺酮中毒急性精神症状的治疗方法是什么？

14. 什么是稽延性戒断症状？

15. 如何对苯丙胺类物质中毒患者进行临床评估？

学员注册登记表

姓名		年龄		性别	
科别		学历		职称	
工作单位				电话（办）	
通讯地址					
邮政编码		传真		电话（宅）	
手机		电子邮箱			
编号		成绩		阅卷人	

CME TEXTBOOKS NATIONAL PROJECT 国家级继续医学教育项目教材

答题卡　物质使用障碍防治指南

注 1：请将每一题所选项后的圆圈完全涂黑，例“●”。

1. A ○　B ○　C ○　D ○　E ○　　6. A ○　B ○　C ○　D ○　E ○
2. A ○　B ○　C ○　D ○　E ○　　7. A ○　B ○　C ○　D ○　E ○
3. A ○　B ○　C ○　D ○　E ○　　8. A ○　B ○　C ○　D ○　E ○
4. A ○　B ○　C ○　D ○　E ○　　9. A ○　B ○　C ○　D ○　E ○
5. A ○　B ○　C ○　D ○　E ○　　10. A ○　B ○　C ○　D ○　E ○

注 2：解答 11～15 题请按题目要求详细阐述，如果版面不够使用，可以另附 A4 规格的纸张补充，并与答题卡一并寄回《国家级继续医学教育项目教材》编辑部。

11. 酒精戒断性癫痫发作的治疗方法是什么？

12. 阿片类物质中毒的典型症状是什么？

13. 氯胺酮中毒急性精神症状的治疗方法是什么？

14. 什么是稽延性戒断症状？

15. 如何对苯丙胺类物质中毒患者进行临床评估？

请沿虚线剪下

联系方式：北京市东四西大街 42 号中华医学会 121 室《国家级继续医学教育项目教材》编辑部收（邮编：100710）

电　　话：010-8515 8455　8515 8590　6521 1202　6521 1203

学习培训及学分申请办法

一、《国家级继续医学教育项目教材》系卫生部科教司、全国继续医学教育委员会批准，由全国继续医学教育委员会、中华医学会联合主办，中华医学电子音像出版社编辑出版，该教材面向全国医学领域不同学科、不同专业的临床医生，专门用于继续医学教育培训。

二、学员学习教材后在规定时间内（以出版日期为起点，期限 1~2 年）可向本教材编委会申请继续医学教育Ⅱ类学分证书，具体办法如下：

1. 学习者将“学员注册登记表”、“答题卡”一并寄回，编委会将根据学科内容和答题情况，组织专家对学员成绩进行考核。成绩优秀者经申请可授予Ⅱ类学分证书。学分申请费用每份 30 元（含登记、阅卷、评审、邮寄和学分证成本费用）。
2. “学员注册登记表”‘答题卡”及学分申请费用请寄至：100710 北京市东四西大街 42 号中华医学会 121 室《国家级继续医学教育项目教材》编委会康彤威收，电话：010-8515 8455/8515 8590/6521 1202/6521 1203。
3. 编委会收到“学员注册登记表”、“答题卡”及学分申请费用后，将按规定申领继续医学教育Ⅱ类学分证书并统一寄邮给学员。

三、学员在解答试题过程中，必须注意和遵守以下规定：

1. 答题卡用黑色或蓝色的钢笔、圆珠笔填写，正楷字体书写，字迹务必清晰。如果字体、字迹模糊不清，将影响阅卷成绩。
2. 学员必须在规定的时间（以出版日期为起点，期限 1~2 年）完成试题，并把试题寄回编委会，由编委会组织专家审阅。
3. 学员必须独立完成试题的解答工作，不得抄袭或替代，凡是有笔迹一致、内容雷同的试题，经编委会核实后，一律取消其成绩。
4. 解答试题，如果版面不够使用，可以另附 A4 规格的纸张补充，并与答题卡一并寄回。

四、使用本教材面授培训请关注本教材编委会的报名通知，参加者可授予Ⅰ类学分。

《国家级继续医学教育项目教材》编委会